A Study on Traditional C
and Western Medical Terminology
—Translation and Memorization

中西医医学术语翻译与记忆研究

云 红 田俊英 著

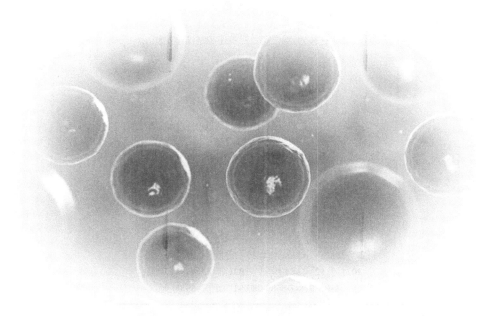

重庆大学出版社

内容提要

本书重点介绍了中西医术语的翻译理论、原则和方法,同时针对医学术语结构"长、难、复杂"的特点,总结了医学术语"组块+联想"及语境学习记忆法,希望为读者在中西医术语翻译与记忆方面提供帮助。

图书在版编目(CIP)数据

中西医医学术语翻译与记忆研究:英文 / 云红,田俊英著. --重庆:重庆大学出版社,2021.12
ISBN 978-7-5689-2802-1

Ⅰ.①中… Ⅱ.①云… ②田… Ⅲ.①医学—英语—名词术语—翻译—研究 Ⅳ.①R-61

中国版本图书馆 CIP 数据核字(2021)第 128890 号

中西医医学术语翻译与记忆研究

云 红 田俊英 著

责任编辑:高小平　版式设计:高小平
责任校对:邹 忌　责任印制:赵 晟

*

重庆大学出版社出版发行
出版人:饶帮华
社址:重庆市沙坪坝区大学城西路 21 号
邮编:401331
电话:(023) 88617190　88617185(中小学)
传真:(023) 88617186　88617166
网址:http://www.cqup.com.cn
邮箱:fxk@ cqup.com.cn(营销中心)
全国新华书店经销
POD:重庆新生代彩印技术有限公司

*

开本:720mm×1020mm　1/16　印张:11.5　字数:246 千
2021 年 12 月第 1 版　2021 年 12 月第 1 次印刷
ISBN 978-7-5689-2802-1　定价:59.00 元

本书如有印刷、装订等质量问题,本社负责调换
版权所有,请勿擅自翻印和用本书
制作各类出版物及配套用书,违者必究

前　言

众所周知,词汇是语言的基础,但由于中西医医学术语的特殊性,医学术语的翻译与记忆成为桎梏医学英语学习者发展的短板。翻译质量往往达不到目的语读者的要求。在医学术语记忆方面,学习者往往对医学术语的结构特点缺乏了解,只能通过死记硬背的方法来学习,因此,会对医学术语的学习望而生畏。笔者曾经历过大量医学术语死记硬背的痛苦。基于多年的中西医翻译实践以及对医学术语课程的教学实践,笔者总结出中西医医学术语翻译与记忆的经验与方法,希望与医学界同行分享,由此萌生了撰写《中西医医学术语翻译与记忆研究》一书的想法。

本书为2020年度重庆市教委人文社会科学重点规划项目(20SKGH024)《修辞批评视域下中医典籍重言词翻译研究》成果之一。

本书内容由6个章节构成。第1章为中西医医学术语简介,重点阐述了中西医医学术语的词源学特点和构词特点;第2章介绍了中西医术语翻译理论,包括修辞同一理论、翻译转换理论及文本类型理论,希望读者通过运用这些理论来指导中西医术语的翻译实践;第3章总结了中西医术语翻译原则,主要包括易于为目的语读者理解和接受的原则以及有利于中西医文化交流与传播的原则;第4章精练了中西医术语翻译方法,包括直译法、意译法、音译法、音译加注法、音意结合法、归化与异化法以及各种方法示例;第5章介绍了医学术语记忆方法,包括联想记忆法、组块记忆法、语境学习法;第6章介绍了"以器官系统为主线"的医学术语"组块+联想"记忆方法,涉及心血管系统、呼吸系统、骨骼肌肉系统、消化系统、泌尿系统、神经系统、内分泌系统、生殖系统、淋巴造血系统和被皮系统。另外,在附录部分还附有常见医学词缀、词根表及常见中医术语英译表,以供读者检索之用。

本书针对中西医医学术语的特点及难点,既有对中医术语英译的研究,也有针对西医术语记忆方法的研究。作者以"轻松、有趣、高效"为原则,结合自身的学习经验与体会,将"组块化"理论融入医学术语的联想记忆法中。借助学习者已掌握的"构词模块",根据医学术语"音、形、义"的特点进行组块,然后通过联想,"解剖"分析术语成分,使难词变易、长词变"短",从而节省记忆时间,减轻记忆负担,使术语学习由枯燥的劳役变成了生动的语言游戏,极大地克服了学习者的畏惧心理,从而提高术语记忆效率。

"以器官系统为主线"模式的优点是突破学科界限,把现代医学学科间具有关联性的内容紧密联系在一起,使现代医学形成一个整体概念。该模式把相关的医学术语按照器官系统为单位组合起来,有助于加强术语之间的联系,从而增强医学术语记忆效果。

本书可为医务工作者和医学英语学习者在中西医医学术语翻译与记忆方面提供一定的理论及实践指导。希望读者通过本书的学习,运用恰当的翻译理论指导中西医医学术语的准确翻译,达到中西方医学文化信息的有效传播和交流;同时运用"组块+联想"的记忆方法在语境中识记医学术语,享受医学术语学习的乐趣,提升医学文献阅读与理解的速度。

本书得以顺利完成,还要感谢重庆医科大学 MTI 翻译硕士张炜、高玲玲、雷纯懿、彭建衡、王卉、田杏和张晶晶的参与。由于作者水平有限,书中出现错误之处在所难免,虽经反复审校,但难以保证杜绝,敬请广大读者指正。

云　红　田俊英

2021 年 8 月

目　录

第1章 中西医医学术语简介

1.1 中医医学术语简介

伴随着世界各国文化的相互渗透,作为中华优秀传统文化精髓的中医药越来越多地受到国际社会的关注。中华文化源远流长、博大精深,为中医药的跨文化交流奠定了坚实的基础。中医作为中国特有的古典医学体系,历经数千载而不衰,为中华民族的繁衍和发展做出了巨大的贡献。西方医药文化传入中国的同时,中医药文化也逐渐走向世界。传承中医药文化,促进中医药的跨文化交流,使其在全球领域广泛传播,是每一位中医翻译工作者的责任和义务。

1.1.1 中医医学术语的词源学特点

中医这一古老的医学体系根植于中国传统文化,以中国传统哲学的基本理论为基础,以儒、释、道三教的基本思想为指导,融合诸子学说,吸取百家精华。中医以哲学、宇宙观、生命观为基础,重视人与自然的关系。中医理论与中国古典哲学水乳交融,因此,中医语言中存在大量的哲学用语,如"阴阳""五行"等就是中国古代的哲学概念。中医承载着中国古代人民同疾病作斗争的经验和理论知识,是在古代朴素的唯物论和辩证法思想指导下,通过长期医疗实践逐步形成并发展而成的医学理论体系。在中华民族悠久的历史长河中,人们为了同疾病作斗争,经过无数次的尝试,逐渐积累了一些关于中医药的知识,总结出了宝贵的医疗经验。中医药文化经过几千年的积累,不断得到丰富和发展。中医具有鲜明的文化属性和特征,蕴藏着中国传统文化的深厚底蕴。中医术语大部分来源于中国古代汉语,具有鲜明的中国传统文化特色。中医理论来源于人们对医疗经验的总结及中国古代的阴阳五行思想,其内容包括精气学说、气血津液、藏象、经络、体质、病因、发病、病机、治则、养生等。早在两千多年前,中医专著《黄帝内经》就已问世,为中医学奠定了基础。中医术语主要来自《黄帝内经》。中医术语命名有多种方法。有的根据使用药剂命名,例如:"百合病"(因百合治疗这种病有效,故以百合来命名);有的根据病症命名,如:"雷头风"("雷头风"是指头痛时自觉有雷鸣之声,头面起核或肿痛红赤);还有的根据病因命名,如:"客忤"("客忤"是指小儿突然受外界异物、巨响或陌生人的惊吓,而发生面色发青、口吐涎沫、喘息腹痛、肢体瘛瘲、状如惊痫的病症)。了解中医术语的词源学特点有助于准确翻译具有中国传统文化特色的中医术语。

1.1.2 中医医学术语的构词特点

由于中医基于中国古代哲学理论,中医名词术语多为古代汉语,因此,其形式往往不固定,有的术语由单个字组成,如:心、肝、肾、脾、肺、气、血等;有的由两个意义相同、相近、相关或相反的语素联合在一起构成,如:风燥、阴虚、津液、经络、脏腑、风邪等;有的由前一语素修饰、限制后一语素形成,如:正气、外风、内风、表证、里证等;有的用四字词组表达,如:经行便血、两胁拘急、清泻香火等;还有的用短句表达,如:土克木、肺主气、心开窍于舌等。

古代中医从业者多为经历科举体制的文人,他们常常把文学、修辞、美学带入中医文献和术语,因此,中医术语常兼具医学性和文学性。中医术语的文学性体现了中国文化"医文互通、医文互用"的独特风格。许多经典的中医著作都是以古文的形式呈现,其语言具有浓厚的古典文学色彩,因而中医典籍中常常出现文学修辞手法。中医疾病名称术语、藏象术语等含有大量隐喻,如病名"腰缠火丹"(俗称"蛇缠腰"),该病名用隐喻描述疾病的外在形态和患者的主观感受,具有较强的修辞性。而文采修辞增加了中医术语的文学性,这就给中医术语的阅读者和翻译者带来了理解上的困难,从而影响中医术语的准确翻译。对偶和联珠体现了中医语言修辞内涵深厚和丰富的两大特点。

中医术语往往蕴含着中国传统文化寓意,如术语"四君子汤"是指有益气健脾功效的古方剂,方剂中"人参"具有甘温益气、健脾养胃之功效,"白术"有健脾燥湿之功效,"茯苓"具有健脾祛湿之功效,"甘草"具有益气和中及调和诸药之功效。四药配伍,共奏益气健脾之功,这与《中庸》里的"君子致中和"寓意相符,故取此名。

从词汇学来看,中医语言具有模糊性、歧义性和笼统性等特点。中医术语主要是定性描述,因此,语义往往比较模糊。如"气虚""火旺"等术语都是定性的描述,其所表达的内容均不能用确定的数值来衡量;又如:"四气"这个术语是指药物具有的寒、热、温、凉四种药性,这四气之间的界限比较模糊;再如,关于疾病命名,有的以症状命名,病、症、证三者概念不清。同时,疾病命名依据也不统一,这就导致术语概念歧义的产生。中医概念的歧义性表现为外延广泛、一词多义。解决歧义的关键是熟悉语境,通过上下文准确猜出某个术语在特定语境中的特定含义。中医概念术语的笼统性是中医语言的典型特征之一,比如中医术语"低热、潮热、壮热",这三个关于发热的概念术语所表达的含义笼统模糊,因无具体的体温标准值来划分,在判断上难免带有主观性。另外,中医语言中感情色彩与文体色彩交织也容易导致笼统性的产生,如:中医术语"武火"(大而猛的火),该术语后面加上了辅助说明,表明了说话人对谈论对象的看法、情感和态度,这就带有主观色彩,但正因为如此,该术语的意义显得十分笼统,让读者无法把握其度。

翻译不仅是语言符号及其意义的转换,更是两种不同文化的相互交流,翻译质量取决于两种语言文化的异同是否能被准确地理解。准确理解中医术语的原意是译者所面临的一大难题。如果没有深厚的国学功底、文字功底和文学功底就很难做到准确理解中医术语的真正内涵。中医术语的翻译不仅是字面的理解和文字的翻译,还涉及文化和思想内涵的翻译。中医术语的翻译必须准确标准,这样才能有效推动中医药的跨文化传播,使中医药"走出国门"。译者应从汉英两种语言的语法特点和差异入手,在准确把握原文原意的基础上,灵活运用各种翻译方法,用目的语特定的表达方式将中医术语承载的信息和文化内涵准确完整地呈现给目的语读者,使译文易于被目的语读者理解和接受,实现中医药知识的跨文化传播与交流。

1.2　西医医学术语简介

进入 21 世纪,世界各国跨文化交流日益频繁,尤其是在医学领域,医学翻译的重要性越来越突出。将国外先进的医学成果经验翻译成中文并介绍到国内不仅有助于我国医学领域的发展,而且可以帮助人们了解医学前沿知识。据统计,全球超过85％的医学文献都用英文呈现,医务工作者要掌握医学前沿知识和诊疗技术就必须大量阅读医学英语文献,这就离不开对西医医学术语(下文简称"医学术语")的掌握。众所周知,医学涵盖多个分支领域,医学词汇量庞大,医务工作者只有掌握了足够的医学英语词汇,才能进行有效的医学英语文献阅读。然而,扩大医学英语词汇量,学习者必须先了解医学术语的词源学特点。

1.2.1　西医医学术语的词源学特点

西方医学起源于古希腊。古希腊人想象力丰富,在他们看来,人世间的万事万物都是有生命、有感情、有内涵、有意义的。面对千变万化的宇宙,古希腊人编织了许多神话故事来诠释他们的想法。"医学之父"希波克拉底用文字将希腊医学术语记录了下来。古希腊与古罗马文化对医学的发展产生了巨大的影响。古希腊文化与医学水乳交融,古希腊文化自然而然地渗入到医学术语中。古希腊神话以及古罗马神话成为医学术语的重要词源。全世界范围内,医务人员所使用的医学术语大都来自拉丁语或希腊语,例如:希腊语 laryngeal(喉的)、dyspepsia(消化不良)等;拉丁语 per os(口服)、tabella(片剂)、aqua sterilisata(无菌水)等。许多医学术语来源于神话人物、日常事物形态及符号,比如词根 chir/o 或 cheir/o(手),来自赫卡同克瑞斯(Hekatonkheires),他是希腊神话中的百臂巨人,所以借用他名字中的 kheires(现在为 cheir/o 或 chir/o)来指 hand;再如:deltoid(三角肌)来源于拉丁语符号△(delta),因为肩部的这块肌肉形似三角形而得名。古希腊、古罗马神话中,很多自然界的力量和现象被描述成一种超人力量,而这些超人力量又被赋予了一定的人格和一定的人物形象,进而演变为一个个表达一定具体内容的神,如表示生命和光明的太阳神 Apollo(阿波罗)、表示滋润万物的大地女神 Gaea(盖亚)、表示掌管智慧与技艺的女神 Athena(雅典娜)。古希腊、古罗马神话中的人名、地名等成了当今医学中的冠名术语。学习词源学,有助于激发学习者对学习医学术语的兴趣,同时还有助于增强对医学术语的记忆效果。

1.2.2　西医医学术语的构词特点

西医医学术语的结构特点是"长、难、复杂",这就造成医学术语"难读、难拼写、难记忆"的特点。词形较长这一特点往往使医学英语学习者对医学术语的学习望而生畏。例如:cholangiopancreatography(胆胰管造影术)、

lymphadenopathy(淋巴结病)以及 glomerulonephritis(肾小球性肾炎),这些术语均由 10 个以上字母组成,如果死记硬背这些术语很难记住,即使暂时记住了,也容易忘记。然而,如果我们熟悉医学术语构词学特点,医学英语术语学习与记忆就变得相对轻松容易。学习者可以根据医学术语的构词特点,通过"组块+联想"法学习记忆医学术语,例如,在疾病术语 hypertension(高血压)中,前缀 hyper-表示"高"或"超过正常水平",tension 表示"张力",因此 hypertension 就表示"高血压(血管内张力过高)"。学习者一旦掌握了一定数量的词素,就可以通过将各词素意义相加后判断出由这些词素组合而成的医学术语的真正含义。

就医学术语构词方法而言,主要有以下四种:转化法、派生法、合成法与缩略法。转化法(conversion)就是把一个词从一种词类转成另一种词类,医学英语中名词与动词的转化较为常见。如 nasal discharge(流鼻涕)中的 discharge 为名词词性,to be discharged from hospital(出院)中 discharge 为动词词性。派生法(affixation)是指在词根前加上前缀或词根后加上后缀派生出新词的方法,如词根 nephr/o(肾脏),通过加上前缀 hydro-(水)和后缀-osis(疾病),就可以派生出 hydronephrosis(肾积水);词根 appendic/o(阑尾)加上后缀-ectomy(切除术)就派生出 appendectomy(阑尾切除术)。派生法是医学术语构词方法中最为常见的一种,绝大多数医学术语都是通过词根加词缀派生而来。合成法(compounding or composition)是指把两个以上的词组合成一个新词的方法,如 acid-forming(产酸的)、protein-free(不含蛋白的)等。通过合成法形成的新词往往是形容词词性。缩略法(abbreviation)是指把单词进行简化或省略而形成新词以替代原词或词组的方法。这种构词法形成的新词在医学术语中比较常见。随着医学词汇量的日益增大,语言也出现了由繁至简的发展趋势,大量缩略词出现在各种医学文献中。缩略词主要包括以下几种情况:①截短词,这种缩略词是指通过把原来较长的单词截去一部分,用剩下的部分构成的词,例如:influenza→flu(流感)、poliomyelitis→polio(脊髓灰质炎)、leucocythemia→leukemia(白血病)等,截短后的术语拼写简单,易读易记;②拼缀词,这种缩略词是指将两个单词各去掉一部分,然后把每个单词截去后剩下的部分拼在一起构成的词,例如:medical+evacuation→medevac(医疗撤运)、acupuncture+point→acupoint(穴位)、urine+analysis→urinalysis(尿分析)

等；③首字母缩略词，指采用短语中每一个词的首字母组成的缩略词，例如：positron emission tomography→PET（正电子发射扫描）、magnetic resonance imaging→MRI（核磁共振成像）、white blood cell→WBC（白细胞）等。

从结构上来看，医学术语常常包含前缀、词根（或词干）、后缀以及连接元音几个部分。词根表达词的基本含义，词的基本含义通常会因为添加前缀（在单词的开头）或后缀（在单词的末尾）而发生改变。词根后面往往包含一个元音字母（通常为字母 o，少数为 a，e，i，u），以帮助发音。例如：当后缀加到词根后时，如果这个后缀的首字母为辅音，我们往往在词根和后缀间加上连接元音字母 o 以帮助发音。比如：neur/o（神经）+-logy（学科），组成一个新词"神经学"，这个后缀首字母为辅音字母 l，neurlogy 中 r 与 l 组合不能发音，此时，我们就在 r 与 l 之间加上连接字母 o，这样就变成 neurology，此时，ro 就自成一个音节，lo 也成为一个音节，这样就能正常拼读了。词根+/o 这种形式称为"构词形"，例如，choledoch/o（胆总管）、radicul/o（神经根）、vascul/o（血管）、urin/o（尿）等。词缀和词根通过一定的方式组合在一起，就可以派生出无数新词。例如：词根 choledoch/o（胆总管）加上不同的词缀就可派生出 choledocholithiasis（胆总管石病）、choledochocele（胆总管囊肿）、choledochoduodenostomy（胆总管十二指肠吻合术）等。通过学习各器官系统的基本词根和词缀，就可以通过分析术语中各词素的中文意思，然后将各部分中文意思相加，便可准确判断出其基本含义，这样就可以减少查词典的时间，从而有助于提升医学文献阅读速度。

第2章　中西医术语翻译理论

随着中国与世界各国的交流合作不断深化,西方医药文化传入我国的同时,中医药文化也开始走出国门,走向世界。越来越多的医学文献需要翻译,国家对医药翻译人才的需求量也越来越大,这对医学翻译工作者而言既是机遇,更是挑战。医学术语的特点是专业性强,医学术语翻译强调准确无误。目前中西医术语翻译还存在很多问题,如:翻译标准不统一、可读性差、望文生义等。缺乏翻译理论指导是导致术语翻译不准确的原因之一。因此,探索中西医术语翻译理论并运用翻译理论指导医学术语翻译实践对提高医学术语翻译质量有着重要意义。用以指导中西医术语翻译的理论主要包括修辞同一理论、翻译转换理论以及文本类型理论等。

2.1　修辞同一理论

肯尼斯·伯克(Kenneth Burke)是20世纪关于语言和符号研究的美国修辞学家。伯克认为人类的一切活动都是修辞的。因此翻译作为一种人类交际活动也是修辞的,译者将原文传递的信息通过另一种语言形式表达出来,其出发点和目的就是让译文读者接受原文信息,以期达到思想、价值认识上的同一。伯克认为,修辞是使用符号(即语言)去诱发合作的一种行为。在翻译过程中,合作可理解为译者的译作被读者较高程度地理解和认可。伯克提出的同一理论是其新修辞学理论的核心内容。他认为要劝说某人,必须和他或她取得同一。结合翻译来说,劝说可理解为译者力图使读者较好地理解原作者所要表达意思的行为。同一是劝说的起点,也是劝说的目的。伯克强调在劝说交际过程中的认同感,认为要达到诱发他人行动的目的,修辞者(译者)必须使用符号(即语言)与读者、听众取得同一。伯克的同一根基于"质"。"同一"概念与"同质"同义,即如果两个人具有相同的物质,他们就同质或同一。伯克的"同一"是一个等级或延续体的概念而不是一个是与否的概念,基于个体的差异(思想、情感、价值、观点等),同一的程度也是不一样的。伯克的同一学说有三种形式,即同情同一、对立同一以及无意识同一。同情同一是指在思想、感情、价值、观点等方面的相同或相似;而对立同一是指修辞者与读者、听众,即使他们在某方面有分歧,因为面对共同的对手而同一;无意识同一是指修辞者使用包括听众在内的词语或手段,如"我们",使听众无意识或潜意识地认同修辞者,把自己想象成修辞者所描绘的那样。伯克认为"同一"是劝说的关键。当你进行劝说时,只有尽可能地与对方保持相同的观点或思想,使用相同的语言及语气,才有可能说服他。他认为劝说来自同一,同一既是出发点也是目的。因此,根据伯克的同一理论,笔者认为中西医术语的翻译必须做到译者与原创作者的同一,译者与读者的同一,同一程度越高,翻译的效果就越卓越。以下分三点阐释修辞同一理论在中西医术语修辞手法翻译中的注意点。

1)译文与原文功能的同一

在中西医术语的修辞翻译中,译文要忠实于原文所运用修辞手法的功能。实现译文与原文功能的同一,要表达出原文想要传达的本国文化和社会动机,避免译文读者在异国文化的背景下产生误解,起到相反的作用,甚至引发不必要的学术争端及政治纠纷。

2)译文与原文形式的同一

在中西医术语修辞翻译中,译文在忠实于原文功能的前提下,需再现与原文对应的修辞方式。英汉两种语言由于文体特色、搭配语境和文化背景颇有不同,不存在绝对相同的修辞手法,译者可以在目的语中找到与源语对应的修辞方式或者至少把修辞手法所蕴含的意义展示出来,而不是不管不顾,直接忽略不译,这是中西医翻译中最常见的一个问题,也是最需要注意的一个地方。

3)译者与译文读者的同一

在中西医术语修辞翻译中,译者与译文读者的同一是以译文与原文功能和形式的同一为基础的。由于原文作者和译文读者的文化背景有时大相径庭,译文与原文功能和形式的同一并不等同于译者也与译文读者同一。肯尼斯·伯克认为,只有当交际双方具有相同之处,交际才可能成功。在中西医术语翻译中,虽然医学文本需要较为客观地翻译,但是也需要照顾目标语受众的心理,特别是中医涉及某类特殊或弱势人群时,一般使用的是委婉语。那么,在翻译时也需注意此方面,避免出现文化禁忌。因此,译者应在忠实于原文的功能和形式的基础上适当调整译文内容,使之适应译文读者,通过译文与读者的价值观、情感态度、认知结构等心理因素取得同一,以此达到译者较准确传递原作者的本意,读者较准确地理解原作者的效果。

2.2　翻译转换理论

英国著名语言学家约翰·卡特福德(J. C. Catford)于 1965 年在其著作《翻译的语言学理论》(*A Linguistic Theory of Translation*)中定义了"转换"这一概念,即"在从源语到目的语的过程中偏离了形式上的对等",他将转换分为层次转换和范畴转换,从不同的视角为译者提供了翻译指导。卡特福德用这种分类和步骤来研究语言的交际功能,但他的研究工作只局限于句子及句子以下为语言单位的层面。他借用了韩礼德的系统语法及其对语言"层次"的分类来说明翻译转换现象,并从普通语言学的角度系统论述了翻译转换的定义和类型。系统语法理论有三个基本层次(形式、实体和上下文)、四个基本范畴(单位、结构、类别和系统)以及三阶(级阶、说明阶和精密阶)。卡氏转换理论主要使用了语法和词汇两个层次,以及包括结构、类别、单位和系统的四个语法范畴。卡特福德认为,在层次方面,唯一能发生转换的就是语法转换和词汇转换。在医学英语汉译时,英文的语法意义只能通过中文的词汇意义来传达。结构转换涉及所有的语言层次,实际上就是指语言结构的转换,主要体现在语法结构上,比如,句子成分的增加或减少,主动句与被动句的转换,前置修饰和后置修饰的转换,肯定与否定的转换,英语主语突出和汉语主题突出之间的转换,事实与评论的位置转换等。卡特福德认为,当译文的等值单位成分与原文单位成分不同时,便会用到类别转换。类别转换大多数情况下以词汇为单位,所以可近似看作词性转换。单位转换是指在词素、单词、词组、子句和句子这五种语言单位之间发生的转换。单位转换可以跳出单词与单词或短语与短语之间的对应,根据表达需要在不同级阶中做出选择。当源语和译语具有形式上大致对应的结构,而翻译时需要在译语体系里选择一个非对应的术语时,内部体系转换就会发生,比如定冠词和不定冠词的转换,习语或者成语的翻译等。在医学文本的翻译中,内部体系转换时有发生,如某些通用词汇在医学文本中出现时,意思可能发生改变,这种词汇在医学中称作"两栖词汇"。比如,complain 在通用英语中表示"抱怨",而在医学文本中表示"(主)诉";angry 在通用英语中表示"生气",在医学文本中表示"发炎肿痛";association 在通用英语中意为"关联、协会",在医学文本中表示"药物的联合使用"。

卡特福德翻译转换理论对医学术语翻译具有重要的理论指导作用。首先,卡氏翻译转换理论以原文与译文关系的研究为出发点,对发生在译文各个层面上的转换过程进行了细致、客观的描述;其次,在医学术语翻译实践中,卡氏翻译转换理论引导译者系统研究母语与第二语言在语言形式和结构上的差异,由此降低母语与外语间发生负向迁移,从而有助于减少"翻译腔"现象。

2.3 文本类型理论

文本类型理论是由德国功能主义学派的代表人物凯瑟琳娜·莱斯(Katharina Reiss)首次提出,由彼得·纽马克发展为渐趋成熟的一套翻译方法理论,该理论把文本分为三种不同的类型,分别是 informative(信息型)、expressive(表达型)和 operative(操作型)。译者应根据不同文本类型采取不同的翻译方法。凯瑟琳娜·莱斯在《翻译批评:潜力与制约》一书中提出了文本类型学观点和翻译功能观,并从语用学的角度对文本进行分析。她在《翻译的抉择:类型、体裁及文本的个性》一书中细致分析了翻译过程和步骤。她认为:"在分析阶段要确定原文的功能类型(text type)和文本体裁(text variety),然后进行文本外部语言分析。在重述阶段,需要在上一步的基础上组织文本的结构,由文本功能决定翻译方法,由体裁决定语言和篇章结构。"从文本的角度讲,表达型文本通常以语义翻译为主,而信息类文本则主要采用交际翻译的方法。医学类文本属于信息类文本,因此需采用交际翻译的方法。文本类型对于翻译方法的选择有着重要的影响。对于不同的文本,应该采取不同的方法翻译。中西医术语属于专门用途英语词汇,而医学词汇具有较强的客观性、准确性和严密性,因此,在中西医术语翻译时,一定要根据医学文本的特点,在翻译理论的指导下采用适当的翻译方法,使译文既能传递原文信息,又能保持译入语的语言风格。

英国著名的翻译家彼得·纽马克(Peter Newmark)主张把语言学的相关理论应用于翻译实践之中,把翻译研究和英语语言研究相结合。语义翻译和交际翻译是彼得·纽马克翻译理论中的两种基本策略。语义翻译强调的是保持原文的"内容"。在语义翻译中,译者以原文为基础,坚守在源语文化的阵地之中,只是解释原文的含义,帮助目的语读者理解文本所表达的真正含义。交际翻译强调的是译文的"效果",目的是使译文对目的语读者所产生的效果与原文对源语读者所产生的效果相同,重点是根据目的语的语言、文化和语用方式传递信息,而不是尽量忠实地复制原文的文字。纽马克认为:"交际翻译的目的就是尽可能地在目的语中再现原文读者感受到的同样效果,并且所有翻译都应以某种语言理论为基础"。交际翻译的关注点是目的语读者,尽量为目的语读者排除阅读或交际上的困难与障碍,使交际顺利进行。交际翻译法集归化、意译的优势为一体。译者在交际翻译中有较大的自由度去解释原文、调整文体、排除歧义,甚至修正原作者的错误。由于译者要达到某一交际目的,有了特定的目标读者群,其译作必然会打破原文的局限。语义翻译和交际翻译既不像编译那样自由,也不像逐字逐句翻译那样拘谨。纽马克认为,文本的翻译策略在很大程度上取决于交际功能,文本功能类型不同,翻译目的亦不相同,所采用的翻译策略也就不同。在中西医术语翻译中,准确性和客观性尤其重要,译者应以原文文本为核心,在译文中忠实、准确、客观地再现原文信息,凸显其信息交流的功能。

总而言之,在中西医术语翻译时,一定要根据医学文本的特点,在翻译理论的指导下采用适当的翻译方法,使译文既能传递原文信息,又能保持译入语的语言风格。简而言之,翻译是一项重要的交际活动,中西医术语的准确翻译离不开翻译理论的指导。译者在进行中西医术语翻译时,应根据具体情况灵活运用各种翻译理论来指导翻译实践,以确保术语翻译的准确性和翻译质量。

第3章 中西医术语翻译原则

　　中西方语言和文化的差异给中西医术语的准确翻译带来了困难。西医术语含义比较单一固定,中医术语外延广泛,往往一词多义。西医术语汉译相对简单容易,通过查字典或文献,大多能确认其准确的含义,相对于西医术语汉译,中医术语英译更为困难。中医语言具有其独特的语言特点,如:逻辑思维清晰,语言严谨、简洁。但中医术语具有模糊性、歧义性、笼统性等特点,准确理解中医术语的含义较为困难,尤其是对于非汉语为母语的读者更是如此。另外,汉英两种语言在语音、词汇、语法等层面所表现出的独特性在很多情况下也使得在两种语言的互译中言内意义难以完全传达。如何提高中西医术语翻译质量,实现中西医文化在全世界范围内的有效传播和交流,值得译者高度关注。

　　严复是中国近代翻译史上学贯中西、具有划时代意义的翻译家,也是我国首创完整翻译标准的先驱者。严复结合自己的翻译实践经验,提出了"信、达、雅"的翻译原则和标准。所谓"信"(faithfulness)就是指忠实准确地传达原文的内容;"达"(expressiveness)指译文通顺流畅;"雅"(elegance)指的是译文有文采,文字典雅。这条著名的"三字经"翻译原则对后世的翻译工作产生了深远影响。另外,李照国先生是我国中医翻译界的杰出代表。李先生国学功底深厚,主要从事中国古典文化的翻译研究,特别是中医药翻译、中国传统文化和国学典籍翻译研究,其代表作《中医基本名词术语英译国际标准化研究》对中医名词术语英译的原则、标准和方法进行了详细的探讨。李照国先生根据自己多年从事中医翻译工作的体会,结合中医翻译实践,归纳出中医术语的五大翻译原则:①自然性原则;②简洁性原则;③民族性原则;④回译性原则;⑤规定性原则。李照国先生提出的中医术语的五大翻译原则对中医术语翻译实践有着极为重要的指导意义,同时,这些翻译原则也同样适用于西医术语汉译。笔者认为,在中西医术语翻译中,除了遵循严复先生提出的"信、达、雅"的翻译原则和标准外,还应遵循易于为目的语读者理解和接受的原则和有利于中西医文化交流与传播的原则。

3.1　目的语读者理解和接受原则

　　翻译的目的是文化交流,在医学术语翻译过程中,应注重文化对翻译的影响。翻译的服务对象是读者,因此,翻译时应考虑读者的感受。尽管中医和西医文化差异巨大,但二者在专业术语上有许多"共核词",因此,可以互相借用。如果中医的某些概念术语在英语中没有对应表达,则最好采用音译的方法。例如:阴阳(Yin-yang)、藏象(Zangxiang)、元气(Yuan-qi)等。有些词虽然采用了对应译法,看似吻合,其实语义缺失严重,与音译的效果相差无几,例如:"五行"译为 the five elements (Wuxing)、"三焦"译为 the triple energizer (Sanjiao)。这些术语文化属性极强,如果只是采用音译而无其他辅助解释,往往会造成译文中文化缺失,让读者不知所云。因此,对于这些民族文化内涵丰富的医学术语,在翻译时最好给予适当的解释,为读者提供必要的背景知识,让读者了解源语的文化现象。翻译时不妨从原文原意、读者语境和译文效度三个角度出发,运用关联理论指导医学术语翻译实践。首先,译者从原文原意的角度去理解把握原文作者的表层含义,然后挖掘作者的深层含义;其次,从读者的角度出发,充分考虑读者的语境,明确读者对译文的需求,并在翻译实践中对译文做出相应的调整,争取为读者提供最佳的语境条件;最后,在原文原意和读者语境的基础之上,用最佳的表达方式将译文呈现给读者,以提高译文效度。

3.2　中西医文化交流与传播原则

　　语言是文化的重要组成部分。语言和文化息息相关、相互沉淀、相互交融,而文化的传播也依赖于语言。语言是代表文化的一种符号和载体。文化不同,语言也不尽相同。文化及语言的差异使翻译成为丰富语言的途径之一。翻译不仅是语言的转换,更是文化信息的传递。语言的转换只是翻译的表层,而文化信息的传递才是翻译的实质。在中医术语英译时,应尽可能采用直译,使源语在译语中再现。译者是文化的解释者和传播者,其任务之一就是帮助读者了解异质文化。目的语读者对译文的理解程度依赖于译者对所提供的信息的解释度。不同的读者对象需要不同的解释度。目的语读者是目的语文化的具体代表,源语文化只有通过目的语读者的阅读环境才能在目的语文化中真正发挥作用。译者最重要的任务就是将目的语读者不熟悉的语言形式翻译成可以理解的形式。

　　中西方文化的巨大差异给中西医术语的翻译带来了种种困难,笔者认为,在中西医术语翻译中,无论是采用何种翻译方法,都应遵循易于为目的语读者理解和接受的原则及有利于中西医文化交流与传播的原则。这样有助于增强中西医文本的可读性与可接受性,准确并完整地表达源语所蕴含的文化信息。这就对译者的素质提出了较高的要求,要求译者除了具有丰富的专业理论知识外,还需要对中西医文化有深入的了解,同时,需要做大量的翻译实践,在实践中不断摸索并总结经验,以提高其中西医术语的翻译水平。

第 4 章　中西医术语翻译方法

随着医学科学的不断发展,医学词汇量不断增大。对中西医术语的理解和翻译不只是单纯的字面理解和翻译,往往涉及文化内涵等因素,这就要求译者掌握中西医学基本知识和一定的翻译方法及技巧。使用何种翻译方法和翻译技巧均取决于翻译的目的以及译文的功能。在进行中西医术语翻译时,译者需要根据目标读者需求和翻译目的采用相应的翻译方法。大体而言,医学术语翻译可采用直译、意译、音译、音译加注、音意结合、归化与异化等方法,这些翻译方法有时不能截然分开,甚至会有交叉。在翻译中西医术语时,译者需要根据实际情况灵活交叉运用多种翻译方法。美国翻译理论家奈达认为,译文读者对译文的反应如能与原文读者对原文的反应基本一致,翻译就算是成功的。

4.1　直译法及示例

英语和汉语是两种不同的语言,英语注重"形合",汉语注重"意合"。英语注重形式上的连贯,逻辑性比较明显,句子之间的逻辑关系依靠语法衔接和词汇衔接来体现;汉语注重意义上的连贯,逻辑性比较隐性,句与句之间的逻辑关系不依赖于语言形式手段(如关联词等)来体现。西医术语多采用直译方法来翻译,直译法的优点在于译文与原意十分贴切,既保留源语文化色彩,又传播源语文化,而且译语具有显著的回译性。例如医学术语 erythrocyte 可直译为"红细胞"、amniocentesis 可直译为"羊膜腔穿刺术"、laparoscopy 可直译为"腹腔镜检查"、percutaneous transluminal coronary angioplasty 直译为"经皮腔内冠状血管成形术"、coronary artery bypass graft surgery 直译为"冠状动脉旁路移植术"、high performance liquid chromatography 直译为"高效液相色谱法"。同样,中医术语的翻译也多采用直译法,例如:风为百病之长。(Wind is the leading factor in causing various diseases.)、肺虚咳嗽(cough due to deficiency of lung)、膀胱经(bladder meridian)、外湿阻脾(external damp obstructs the spleen)、"天枢"穴(位于人体中腹部,肚脐两侧 2 寸处人体阴阳的分界线上,所以被看作天地阴阳的枢纽,因此命名为"天枢")可直译为 heaven pivot、"血海"穴(血海穴属于足太阴脾经,是治疗血症的要穴,具有活血化瘀、补血养血、引血归经之功效,故命名为"血海")可直译为 blood sea;"温脾汤"直译为 spleen-warming decoction;"木、火、水、金、土"直译为 wood,fire,water,metal and earth;"肝藏血"直译为 The liver stores blood;"二味拔毒散"直译为 Toxin-removing podwer with two ingredients;"普济消毒饮子"直译为 universal relief decoction for eliminating toxin;"内补黄芪汤"译为 astragalus decoction for internal tonification。在中医术语翻译中,尽量直译,以保持译文的回译性,如果直译有碍于对原文基本信息的表达,就应当考虑意译。

4.2 意译法及示例

意译也称自由翻译,是指在翻译时,不做逐字逐句的翻译,而是根据其含义进行的带有译者主观色彩的一种翻译。在翻译中西医术语时,意译法行之有效。在西医术语音译发生障碍时,如音节过多等情况下,可采用意译法,如:西医医学术语 chlorpromazine 可意译为"氯丙嗪"、cefadroxil 可意译为"头孢羟氨苄"、gentamicin 意译为"庆大霉素"。

对于有些含义晦涩的中西医术语,如果采取直译方式则难以表达其真正含义,译者不妨根据译文的语用意义将之译成语意相同或相近的词。例如:中医术语"培土生金"(土指脾,金指肺。"培土生金"指的是借五行相生的理论用补脾益气的方药补益肺气的方法),若按字面直译成 nourishing the dust to produce gold,所表达的意思模糊不清、令人费解,英译时应根据其实际内涵意译为 strengthening the spleen to nourish the lung。又如:天柱骨(人体颈椎骨)可意译为 cervical vertebra,如果按字面意思译为 elestial pillar,会让读者感觉不知所指为何物。再如:中医术语"乌风内障"(为五风变内障之一。本病罕见,多由风痰之人或阴虚火旺之人所致。类绿风内障,头时痛而不眩晕,眼前常见乌花,瞳神色昏浊晕滞气,如暮雨中之浓烟重雾),如果按其字面直译成 black wind interior barrier,读者将完全无法理解它的真正意义,因此宜用意译法将该术语译为 glaucoma(青光眼)较为贴切。

中医术语英译时,如果面对的读者是西方人,由于他们对中国文化和中医了解较少,很难去真正理解和欣赏中医语言中的文学、哲学色彩,因此,应适当采用意译法。例如,中医术语"奇恒之腑"(属于正常六腑的一类脏器,包括脑、髓、骨、脉、胆、女子胞。因其状虽似腑,其作用则同于脏,亦主贮存精气,故名)可意译为 extraordinary fu-organs;"膻中"(别称元儿、胸堂、元见、上气海。属任脉,位于前正中线,平第4肋间。主治气喘、噎膈、胸痛、乳汁少、心悸、心烦、咳嗽)可译为 the central part of the chest, between the two nipples;"毒壅上焦证",可意译为 syndrome/pattern of toxin congestion in upper energizer;"热邪阻痹证"(关节痛的症状表现)可意译为 syndrome/pattern of heat-obstructive arthralgia;"血虚痹"(指因血虚不能濡养肢体,或兼感风寒湿邪所致)可意译为 arthralgia due to deficiency of blood。对于含有文学色彩的中医古语,可将其意译为客观、简洁、规范的西医术语,例如,"不得前后","前"指小便、"后"指大便,即二便不通,可意译为 dysuria and dyschesia;"不更衣",表示便秘,可意译为 constipation;"越婢汤"可意译为 spleen-qi effusing decoction;"济川煎"可意译为 decoction for repleninshing fluid 等。类似的例子有很多,这里就不一一列举。

4.3 音译法及示例

音译法是指把一种语言的词语用另一种语言中与其发音相同或近似的语音表示出来的翻译方法。当英汉两种语言中没有相对应的词语时,则可以使用音译法。例如,西医术语 aspirin 音译为"阿司匹林"、omeprazole 音译为"奥美拉唑"。音节少者,可全部音译,如 codeine 音译为"可待因";音节较多者,可采用简缩命名,例如:amitriptyline 被音译为"阿米替林"、amoxicillin(一种用于链球菌感染的抗生素)音译为"阿莫西林"等。有些中医术语表述的概念是中医所特有的，在译语中找不到与之对应的概念，这时我们可以采用音译法来避免造成误解和语义缺失，同时可以保留中医文化特色，为译语增添异域色彩。例如：中医术语"阴阳"音译为 *Yin Yang*；"气"音译为 *qi*；"当归"音译为 Danggui；"厚朴"音译为 Houpo 等。中医方剂术语也常用音译法，如：右归饮（*Yougui Yin*）、银翘败毒散（*Yinqiao Baidu San*）等。这种译法很适合翻译繁杂的药物名称。中医典籍中富有浓厚文化气息的术语，如：卫气营血、六经、脏腑、三焦等，这些词表面看来似乎存在相应的英文表达，但因为它们所表达的中医文化内涵丰富，无法找到相对应的译语，对于这样的中医术语，一般都采用汉语拼音音译。该方法的优点是既能完整准确地传译出原文的信息，又能保留中医术语的民族文化特色。

4.4　音译加注法及示例

音译加注法是指把一种语言的词语用另一种语言中与其发音相同或近似的语音表示出来同时辅以注解说明的翻译方法。这种翻译方法常常用于中医术语英译，其优点是既能避免原文信息丢失或扭曲，同时又能较好地保留中医传统文化的独特性和汉语言文化的特征，彰显中国文化内涵，既体现了中医医学术语的原味，又能被译入语读者所理解与接受。例如"理中安蛔汤"译为 *Lizhong Anhui Tang*（Decoction for regulating the function of *middle-jiao* and relieving ascariasis）、"茵陈五苓散"译为 *Yinchen Wuling San*（Powder for jaundice due to damp-heat with prominent symptoms of damp）、"普济消毒饮"译为 Puji Xiaodu Yin(universal antiphlogistic decoction)等。

4.5　音意结合法及示例

音意结合法就是指部分音译加上部分意译的翻译方法。这种翻译法的优点是既不失原文特色，又能准确传达原文意思，因此，可用于中西医术语的翻译。比如"五脏"（five *zang*-organs）、"六腑"（six *fu*-organs）、"元气"（original *qi*）、"普卢默-文森综合征"（plummer-vinson syndrome）、"罗-布二氏肾"（Rose Bradford kidney）、"肾气"（kidney *qi*）、"肺气"（lung *qi*）、biciromab

（比西单抗）、teceleukin（替西白介素）、"足太阳膀胱经"可译为 bladder meridian of foot-taiyang；"阳维脉"译为 Yang Link Vessel 等。

4.6　归化与异化法及示例

1995 年，美籍意大利学者劳伦斯·韦努蒂（Lawrence Venuti）在其专著《译者的隐身》中提出了"归化翻译法"（Domesticating Translation or Domestication）和"异化翻译法"（Foreignizing Translation or Foreignization）的概念。从历史来看，异化和归化可以被视为直译和意译概念的延伸，但又不完全等同于直译和意译。直译和意译所关注的核心问题是如何在语言层面处理形式和意义，而异化和归化则突破了语言因素的局限，将视野扩展到语言、文化和美学等因素。韦努蒂认为，归化法是把原作者带入译入语文化，而异化法则是接受外语文本的语言及文化差异，把读者带入外国情境。由此可见，直译和意译主要是局限于语言层面的价值取向，异化和归化则是立足于文化大语境下的价值取向，两者之间的差异是显而易见的，不能混为一谈。

归化翻译法指的是用与源语词汇有相近表达功能但往往带有一些目的语文化色彩的词汇来翻译源语词汇的方法。归化翻译法旨在尽量减少译文中的异国情调，为目的语读者提供一种自然流畅的译文。韦努蒂指出，归化翻译法是英美文化社会中占主导地位的翻译策略。某些医学术语的翻译如果采用异化翻译法，译文会牵强附会，不利于为目的语读者所理解，而采用归化翻译法，使用简洁、精练的语言则较能为目的语读者所理解。如"辨证论治"（又称为"辨证施治"）一词，按中医解释"辨证"是通过四诊八纲、藏象、病因病机等对病人的症状、体征进行综合分析，辨别为何种症候，辨证的内容还包括考虑病人的体质、性别、年龄、患病时间、环境等因素，因此将"辨证"译为 treatment based on syndrome differentiation 就易于为读者理解和接受。再比如，"乌风内障"这个词语用来描写眼睛的病理变化，若采用异化翻译法将"乌风"译为 black wind 则很难达意且不易理解，故采用归化翻译法将其译为 glaucoma。归化法虽失去原文的"异味"，使译文读者无法了解中医所承载的文化，但其优点是易于被读者理解和接受。

异化翻译法则是故意使译文冲破目的语常规，保留原文中的异国情调。韦努蒂提倡异化翻译法，把异化翻译描述成一种"背离民族的压力"，其作用是

"把外国文本中的语言文化差异注入目的语之中,把读者送到国外去"。异化翻译法的特点是不完全遵循目的语语言与语篇规范,保留源语中的实观材料,在目的语的文本中尽最大可能保留原作蕴含的异域文化特色,尽量传达源语的文化差异,让译文语言的读者感受到异域风情,感受到其他文化的存在与独特魅力,达到一种"文化传真"的目的,从而保留原文语言和文化的特色。例如中医术语"脏腑"是内脏的总称,该术语不仅包含了西医学同一脏器的部分功能,还概括了其他某些器官的一些功能。如果采用归化法将其译为 viscus 或 hollow viscera,则不符合中医学中对脏腑的定义。由于"脏"和"腑"的内涵深刻,可采用异化音译法将之译为 *Zang* organ and *Fu* organ,这样既能体现中医特色,也能体现其深刻的哲学内涵。异化法保留原文中的"异味",能促进不同文化间的交流,能真正忠实地体现中西医术语所蕴含的哲学概念,但译文若"异味"太重则不利于被目的语读者所理解和接受。如果某一术语不被目的语国家读者所熟悉,不妨采用归化、异化相结合的译法,或在音译后加解释说明。随着各国、各民族之间交流的日益加深,当今各种语言都得到了不同程度的丰富,而"异化"翻译在这一过程中起到了较为重要的作用。某些词汇原本并不存在于目的语的语言系统中,译者通过"异化"翻译的方式,使一大批带有异国文化风情的词语在大众文化中得以广泛传播和运用。这些术语一旦被社会接受认可,加入传统语言文化中成为新的成员,这势必会丰富语言的表达方式,促进世界各国文化的交流与发展。有些医学术语在目的语国家中找不到对应的词语,对这类词语,在翻译时只要不影响读者的理解,应尽可能采用异化直译策略,使源语在译语中再现,例如:"后天之气"译为 post-natal *qi*;"涌泉(穴)"译为 Gushing Spring 等。

总之,要想准确地翻译中西医医学术语,就应当遵循基本的翻译理论和原则,无论是直译、意译,还是音译、音译加注或音译结合,无论是归化翻译法还是异化翻译法,最重要的都是最大限度地保持术语原文原意,同时便于读者理解。另外,译者须提高自身修养,还须熟悉源语、精通译入语,具备较高的语言表达能力和语言学及翻译学知识,同时掌握一定的专业背景知识,特别是掌握基本解剖、生理知识,熟悉中国古代哲学与西方古希腊、古罗马神话故事,端正译风、勇于创新,为读者奉献出高质量的译文。只有通过不断完善术语翻译的规范化,才能保证医学文化交流和信息传递的效度以及中西医文化传播的准确性与完整性。

第 5 章　医学术语记忆方法

词汇是语言信息的主要载体,能否较好地掌握词汇对于英语学习者有着举足轻重的作用。著名语言学家 River 认为,掌握足够的词汇是成功运用外语的关键,词汇量不足是提高阅读能力的瓶颈。对英语学习者来说,要通过大量阅读来扩大词汇量。美国著名作家和教育家 L. Ron Hubbar 先生认为影响理解和应用的最重要因素是词汇。语言学习的一个重要环节就是词汇的积累,从某种意义上来说,词汇量是衡量英语水平的一个重要指标。它是语言潜能发挥和各种语言能力提高的基础。对医学生及医务工作者而言,必须掌握大量的医学术语才能更好地读懂医学文献。因此,如何有效记忆医学术语是医学生及医务工作者必须面临的问题。众所周知,医学术语的结构特点是"长、难、复杂",如果死记硬背,不仅枯燥乏味,而且难以记住,即使暂时记住了,也容易忘记。探索医学术语的有效记忆方法,提升医学术语记忆效果,使术语记忆变得轻松快乐,这是值得专门用途英语教师研究和思考的问题。医学术语记忆方法包括:机械记忆法(如:书写记忆法、间隔反复记忆法)、语境法(上下文法)、词缀记忆法、联想记忆法、组块记忆法等。笔者在多年的"医学术语学"课程教学中,总结出效果较好的术语记忆学习方法有联想记忆法、组块记忆法和语境学习法。

5.1　联想记忆法

何谓联想? 联想是指由一事物或观念联想到另一事物或观念的心理过程,是现实事物之间的某种联系在人脑中的反映。联想记忆是人们利用已知组块与客观现实的联系在人脑中储存新信息的一种复杂的思维过程。心理学家将联想定义为一个高级中枢神经活动的过程,在这个过程中,人们利用事物的有机联系,把零散的概念联系起来,起到举一反三、触类旁通的作用。通过联想还能把新旧知识联系起来,做到温故而知新。联想有多种形式,包括接近联想、类似联想、对比联想、因果联想等。联想是记忆的基础,记忆依赖联想,而联想则是新旧知识建立联系的产物,运用联想记忆法可把遗忘程度降到最低。把联想法用于术语记忆过程中有利于提高术语记忆效果。通过联想记忆,学习者可发挥丰富的想象力,使所要记忆的知识生动、形象化,使新旧知识之间建立起某种联系,从而达到以旧带新、快速记忆的目的。人的记忆来自经验,联想是对记忆的扩展,印象越深刻就越不容易忘记,越形象化的东西越不容易忘记,未知的东西同已知的东西以某种方式联系在一起也不容易忘记。利用联想规律记忆医学术语以提高记忆效果。在医学术语学习中,我们可以从音、形、义等角度出发,找出新词或词素与已掌握的词或词素之间的近似性,建立新旧单词或词素间的相互联系,找出差异,发挥想象力,以一种简便有趣的方式快速、准确记忆医学术语组块。通过联想,使记忆变得生动灵活、轻松有趣。例如,记忆中医术语"黄疸"时,可借用西医术语将其译为 jaundice,记忆时先由 jaundice 联想汉语谐音关键词"姜底色",再将"姜底色"与 jaundice(黄疸)联系在一起,联想到"黄疸病人面色呈姜黄底色",于是便很容易记住 jaundice 的含义为中医术语"黄疸";记忆西医医学英语词素 orchid/o(睾丸)时,由该词素中所包含的字母组合 chid 联想到 child(孩子),进一步联想到"睾丸的功能是传宗接代,与生孩子有关";记忆中医术语"胃热"(gastropyrexia)时,由 gas(气体)字母组合联想到"胃里积气",再由 pyrexia 的发音 /paɪˈreksɪə/ 联想到"怕热就休息一下",通过这样的联想记忆,化枯燥为有趣,记忆更牢固、更持久。联想的基础是掌握一定数量的词素,并且对构词法具有一定的认知能力。联想不仅具有依赖性,而且具有随意性和创造性。术语的联想记忆基于一定的组块储存。联想词群随着个人的词汇量和思维方式的不同而不尽相同。此外,各种联想都可以循着某种线索创造性地展开。通过联想,医学术语记忆效果可以事半功倍。

5.2　组块记忆法

"组块"(chunk)一词由美国心理学家米勒于 1956 年提出。米勒认为,将若干个小单位组成更大的信息单位,这个更大的信息单位就是组块。Lewis (1993)指出外语教学的重要任务就是让学习者熟练地理解运用词汇及其组块。在 Lewis 看来,语言知识的获得和交际能力的提高是通过扩大词汇组块和有效掌握最基本词汇和语言结构而实现的。在二语习得中,词汇组块在学习者言语中的频繁出现会提高学习者的语言输出能力,只要掌握了足够的语块,就可以使所表达的句子更地道。语言的流利程度取决于学习者储存的词汇组块的数量以及对其使用的熟练程度,语言流利程度不是取决于学习者大脑中储存了多少生成的语法规则,而是取决于其词汇组块的储存量,正是因为有足够的词汇组块学习者才能流利地表达自我。词汇组块的使用在一定程度上减轻了记忆负担,促进了语言使用的流畅性和得体性。把记忆材料中孤立的或较小的项目加工组合成更大的认知单位的思维操作过程称为"组块化"。组块记忆法通过调动记忆中各种原有知识,对短时记忆的信息加以重新组织或进行再编码,形成熟悉的意义链形式,构成容量更大的记忆单元,从而有利于提升记忆速度。组块的优化依赖既有的知识和经验以及认知材料的特征。

面对结构复杂的医学术语,"组块记忆法"便成为医学术语记忆的法宝。国内外的研究都表明了词块在语言学习中的重要性,其不仅可以提升学习者使用语言的流利性和准确程度,还能减少甚至避免在语言和语用方面的一些错误,减轻学习者在语言学习中的负担,让语言学习变得更加有效。学习者可以通过各种联想方式在音、形、义之间及新旧术语之间建立各种形象联系,使新旧知识有机地结合起来,形成新的或更大的组块,然后加以记忆。组块记忆法之所以能从众多记忆方法中脱颖而出,是因为它所具有的以下特征。

1) 动态性

组块不是一成不变的,它随着学习者自身知识经验的积累和记忆材料的不同而变化。在医学术语学习中,学习者可以根据自己积累的经验,按照个人的记忆习惯对每个信息单元进行动态编码,使其易于接受和记忆。

2) 扩容性

短时记忆的扩容并不是将组块数量增加,而是通过对知识的再编码,从而增加每个组块所包含的信息量,这样,总的信息量也就增加了。

3) 相对独立性

不同组块之间是相对独立的,比如:当记忆 gastrojejunostomy 这个术语时,如果按字母记,需要记住 17 个独立字母组块;如果按音节记忆,则只需记住七个独立音节组块:gas-tro-je-ju-nos-to-my;如果按照构词部分来记,则只需要记住 gastro-jejuno-stomy 三个独立词素组块。在实际操作中,组块数量越少越容易记忆,因此,按词素组块记忆相对简单容易。

组块化与联想记忆互相关联、互为基础。组块化是联想的基础,而组块之间联系的基础就是联想。组块理论在当今学界越来越受到重视。词汇组块在医学术语学习过程中具有举足轻重的作用。将"组块化"理论融入中西医术语记忆中,借助学习者已掌握的组块,根据医学术语"音、形、义"的特点,将新旧词汇、知识与经验形象生动地联系在一起,在它们之间建立各种形象联想,加以联想记忆,可大大地节省记忆时间,减轻记忆负担,从而提升学习者术语记忆效果。

5.2.1 "音节"组块记忆法

根据医学术语的"音"进行组块,其基本依据是医学英语单词发音的音节。因为英语是拼音文字,英语单词的拼写与发音之间有着十分密切的关系,对于大多数的英语医学术语,知道了发音就可以根据读音规则将术语正确拼写出来。我们在记忆医学英语术语的时候,可以利用音节将术语的发音与拼写分别划分成一一对应的几个部分,因为读音中每一个音节都有对应的字母或字母组合。比如要记住 esophagogastroduodenoscopy(食道、胃、十二指肠镜检)这个术语,如果机械地按字母记忆,该术语包括 26 个字母组块(e-s-o-p-h-a-g-o-g-a-s-t-r-o-d-u-o-d-e-n-o-s-c-o-p-y),要想记住该术语的确比较困难。然而,如果我们按照音节将其分成音节组块(e-so-pha-go-gas-tro-duo-de-no-sco-py),组块的量就从 26 个减少到 11 个,这样记忆起来就比记忆单词组块更简单,而且准确持久,不容易出错。

5.2.2 "构词形"组块记忆法

英语中的 26 个字母按照不同的顺序进行排列组合得到不同的词汇,不同字母组合在一起构成的词汇代表不同的意义,这种排列组合遵循一定的规律。绝大多数医学术语从拉丁或希腊词素派生而来。医学术语由词根(root)、前缀(prefix)、后缀(suffix)和连接元音(combining vowel)构成。由该词根加上词缀构成的词叫做派生词。英语单词中的词根和词缀类似汉字的偏旁部首,具有相对稳定的拼写、读音和意义,熟悉这些词根和词缀并把它们看成"组块"

对正确拼读、记忆和理解英语单词有着不可估量的作用。掌握基本的词根和词缀是迅速扩大词汇量的有效手段,也是减少频繁查阅字典的好办法。如词根 cardi/o(心脏)源于希腊语的词素,由该词根添加不同词缀就可以派生出 cardiology(心脏病学)、cardiologist(心脏病学家)、cardiotherapy(心脏病疗法)、cardiopathy(心脏病)、cardionecrosis(心坏死)、cardiometer(心力计)等术语。根据"构词形"对这些结构复杂的医学术语进行组块后联想记忆远比毫无规律地机械记忆轻松容易。如:医学术语 gastroenteritis(胃肠炎)可分解成 gastr/o(胃)+ enter/o(肠)+ -itis(炎症)、otorhinolaryngology(耳鼻喉科学)可分解成 ot/o(耳)+ rhin/o(鼻)+ laryng/o(喉)+ -logy(学)、laryngotracheobronchitis(喉支气管炎)可分解为 laryng/o(喉)+ trache/o(气管)+ bronch/o(支气管)+ -itis(炎症)。这些术语根据"构词形"分解后记忆起来就变得简单易记。牢记常见词根、词缀,掌握构词方法,并且把"组块"理论运用到术语记忆学习中,有助于学习者理解术语的意义,产生触类旁通的效果。

1)"词根"组块

词根(word root)又称词干(word stem),它是单词的核心部分,它决定着单词的基本意义。医学术语的词根通常来自拉丁语或希腊语,代表身体的一个部分,如 nephr/o(肾)、cardi/o(心)、cephal/o(头)等。我们不妨把同一词根或词干派生出来的系列词汇归纳在一起进行学习和记忆。例如,由词根 litho-(石)可以联想到具有相同词根的词汇,如:lithotomy(取石术)、lithotripsy(碎石术)、nephrolithotomy(肾结石取出术)、cholelithiasis(胆石病)、litholytic(溶石的)、choledocholithiasis(胆总管石病)。由词根 lymph/o(淋巴)联想到具有相同词根的词汇,如:lymphocyte(淋巴细胞)、lymphoma(淋巴瘤)、lymphatic(淋巴的)、lymphoid(淋巴样的)、lymphokine(淋巴因子)、lymphadenitis(淋巴腺炎)、lymphadenectomy(淋巴结切除)、lymphotropic(亲淋巴的)、lymphadenopathy(淋巴结病)、lymphoblastoma(淋巴母细胞瘤)、lymphoproliferative(淋巴组织增生的)等。记忆时,可以将同一词根派生出来的系列词汇组合在一起记忆,达到举一反三、触类旁通的效果。

2)"词缀"组块

词缀包括前缀和后缀。前缀加于词或词根前,可改变原词的意思,但一般不改变其词性。后缀加于词尾,一般不改变词根的含义,主要用于改变词性。医学专业英语词汇一般来说比较长,如果死记,非常难以记住,但是我们可以把具有相同词缀的词组块在一起进行学习和记忆。比如:我们可以将以下含有相同前缀 hyper-(超过,高于正常水平)的词,包括 hypertension(高血压)、hyperabduction(外展过度)、hyperabsorption(肠吸收过多)、hyperacid(酸过多的)、hyperaesthesia(感觉过敏)、hyperacusia(听觉过敏)、hyperactivity(活动过度)等组块在一起后加以记忆。同样,我们还可以将具有相同后缀的医学术语形成一个大的组块后加以记忆,如:含有后缀-mycin(霉素)的术语包括 tobramycin(妥布霉素)、gentamicin(庆大霉素)、clindamycin(克林霉素)、midecamycin(麦迪霉素)、azithromycin(阿奇霉素)、hamycin(哈霉素)、acidomycin(酸霉素)、granaticin(榴霉素)、pulvomycin(粉霉素)、kinomycin(醌霉素)、amphomycin(双霉素)、spinamycin(刺霉素)等。

3)"词根+词缀"组块

医学术语还可以按"词根+词缀"组块后加以联想记忆。如:toxicodermatitis(中毒性皮炎)这个术语有 16 个字母组块,可以根据构词法将其分解为三个模块(两个词根,一个后缀):toxic/o(毒)+ dermat/o(皮肤)+ -itis(炎症);再如:记忆 esophagogastroduodenoscopy(食道、胃、十二指肠镜检查)时,除了根据音节来记忆外,我们还可以根据构词法来记忆,将之分解为 esophag/o(食道)+ gastr/o(胃)+ duoden/o(十二指肠)+ -scopy(镜检)四个组块。panhypopituitarism(全垂体机能减退)这个术语有 18 个字母,它可以被分解为:pan-(全)+ hypo-(减退)+ pituitar(垂体)+ -ism(行为,状态)四个组块;术语 talocalcaneonavicular(距跟舟关节的)可分为 tal/o(距骨)+ calcane/o(跟骨)+ navicul/o(舟骨)+ -ar(形容词后缀)四个构词形组块;术语 sternocleidomastoid(胸锁乳突肌)可以分为 stern/o(胸骨)+ cleid/o(锁骨)+ mastoid(乳突)三个组块;术语 laryngopharynx(咽喉)可以分解为 laryng/o(喉)+ pharynx(咽)两个组块。由此可见,只要能辨认出词根、词缀,按照"词根+词缀"组块化后加以记忆,这样就能准确理解并记住术语的意义,这样的记忆轻松、有趣且持久。同样,中医术语也可以按"词根+词缀"组块联想。可将其中按构词法组合的词拆分成词素组块,然后加以记忆。例如,在记忆中医术语"阳气不振"的英文 inactivation of *yang-qi* 时,先将 inactivation 拆分为 in-

（不，否定）+ activate（使活泼，激活）+ -tion（名词后缀）三个构词形组块，然后加以记忆。记忆中医术语"胃家"的英文表达 gastrointestinal tract 时，可将 gastrointestinal 拆分为 gastr/o（胃）+ intestin/o（肠）+ -al（形容词后缀，表示"……的"）三个"词根+词缀"词块，然后加以记忆。

4）近形词（词素）组块

医学术语中也存在大量的近形词或词素，也就是这些词或词素拼写非常相似，因此，可以把近形词或词素进行组块后加以联想对比记忆。如 flesh（肉）和 fresh（新鲜的），这两个单词是近形词，拼写非常相近，二者拼写的差异在于第二个字母 l 与 r，由 fresh 中所含的字母 r 联想到 red（红色），再联想到红色代表"新鲜"（fresh）、"有生命力"，因此，fresh 就表示"新鲜的"，那么 flesh 就表示"肉"。又如：lack（缺乏），black（黑的），slack（松弛的），这三个形容词拼写中都含有字母组合 ack，因此，为近形组块，可以将三者组块后联想为"她的皮肤缺乏（lack）保养，因此，显得又黑（black）又松弛（slack）"。再比如，pharynx（咽）和 larynx（喉），这两个术语是近形词，二者的拼写中均含有字母组合 arynx，我们可以也把它们进行对比联想记忆，根据 pharynx 术语中前四个字母组合 phar 的发音/ˈfɑː/ 可以联想到"发"（fa），再联想到"发烟（与'咽'音同）给你抽"，由"烟"进而联想到"咽"，因此，由 pharynx 就联想到"咽"，那么 larynx 则表示"喉"。

5.2.3 "语义"组块记忆法

记忆医学术语时，还可以把同义或近义词或词素、词义相反或相对的词或词素组块在一起进行分析对比记忆，通过对比找出差异，然后加以记忆。

1）同义或近义词或词素组块

同义或近义词或词素组块，即把词义相同或相近的词或词素作为组块来记忆。例如：表示"测定"的术语组块包括 determine/detect/measure；表示"发展"的词义组块包括 develop/ progress/ advance。中医术语"宣发/敷布/输布/疏泄"为近义词组块，这四个中医术语在中医学基础理论中频繁出现，但往往使用不太确切，给初学者带来一定的困难。"宣发"主要是指肺的功能，是"宣布、发散"的意思，肺主宣发，能使气血津液散布到全身，内至脏腑经络，外至肌肉皮毛。"敷布"是"发布、布散"的意思，指元气通过三焦之路到达周身，以激发、推动各脏腑组织器官的功能活动。"输布"主要是指脾的功能，是"运输、布散"的意思。"疏泄"主要指肝的生理功能,是"疏通、畅达"的意思,可对这几个近义中医术语进行组块后加以对比记忆。

2)词义相反或相对的词或词素组块

词义相反或相对的词或词素组块,也就是将词义相反或相对的词或词素作为组块放在一起对比记忆。比如:hypertension(高血压)/ hypotension(低血压)、acute(急性的)/ chronic(慢性的)、weight lose(体重减轻)/ weight gain(体重增加)等。

5.3 语境学习法

语境(context)指某个词、句的上下文或语言使用的环境。词汇和语境相互依存,脱离了语境,词汇的意义就不明确。词汇只有在具体的语境中才能表达其准确的词义。词汇与阅读相互制约,阅读能力的高低与词汇量的大小息息相关。语境学习法是提高医学术语习得效果的有效途径。Nation(1990)认为脱离语境的学习对了解术语的用法没有意义,而在广泛的阅读中,由于理解文章的需要,学习者就会将认知重点放在词汇的意义和用法上。结合语境学习医学术语,有助于理解术语的真正含义。在理解的基础上进行的术语记忆效果会更好。在语境中学习医学术语有助于学习者快速理解医学术语在语境中的含义,从而提升文献阅读速度。下面举例分析。

例1 (S1)**Arteriosclerosis** is a hardening of arterial walls that causes them to become thickened and brittle. (S2) This hardening results from a build-up of a plaque-like substance composed of cholesterol, lipids, and cellular debris (**atheroma**). (S3) Over time, it builds up on the inside lining of the arterial walls. (S4) Eventually, the plaque hardens (**atherosclerosis**), causing the vessel to lose elasticity. (S5) The lumen narrows as the plaque becomes larger. (S6) After a while, it becomes difficult for blood to pass through the blocked areas. (S7) Tissues distal to the occlusion become **ischemic**. (S8) In many instances, blood hemorrhages into the plaque and forms a clot (**thrombus**) that may dislodge. (S9) When a thrombus travels through the vascular system it is called an **embolus** (**plural, emboli**). (S10)

Emboli in venous circulation may cause death. (S11) Emboli in arterial circulation commonly lodge in a capillary bed and cause localized tissue death (**infarct**). (S12) Sometimes plaque weakens the vessel wall to such an extent that it forms a bulge (**aneurysm**) that may rupture. (S13) Arteriosclerosis usually affects large- or medium-sized arteries, including the abdominal aorta; coronary, cerebral, and renal arteries; and major arteries of the legs (**femoral arteries**). (S14) One of the major risk factors for developing arteriosclerosis is an elevated cholesterol level (**hypercholesterolemia**). (S15) Other major risk factors include age, family history, smoking, hypertension, and diabetes. (S16) Treatment for arthrosclerosis varies depending on the location and symptoms. (S17) In one method, occluding material and plaque are removed from the innermost layer of the artery (**endarterectomy**). (S18) In this procedure, the surgeon opens the site and removes the plaque, thereby resuming normal blood flow. (S19) Physicians commonly use endarterectomy to treat carotid artery disease, peripheral arterial disease, and diseases of the renal artery and aortic arch. (S20) In order for the heart to function effectively, it must receive an uninterrupted supply of blood. (S21) This blood is delivered to the heart muscle by way of the coronary arteries. (S22) Failure of the coronary arteries to deliver an adequate supply of blood to the **myocardium** is called coronary artery disease (CAD). (S23) Its major cause is the accumulation of plaque that causes the walls of the artery to harden (**arteriosclerosis**). (S24) With partial occlusion, localized areas of the heart experience oxygen deficiency (**ischemia**). (S25) When the occlusion is total or almost total, the affected area of the heart muscle dies (**infarction**). (S26) The clinical signs and symptoms of myocardial infarction (MI) typically include intense chest pain (**angina**), profuse sweating (**diaphoresis**), paleness, and labored breathing (**dyspnea**). (S27) **Arrhythmia** with an abnormally rapid heart rate (**tachycardia**) or an abnormally slow heart rate (**bradycardia**) may also accompany an MI.

医学术语语境学习法分析：

注解：(S = Sentence)

S1 Arteriosclerosis is a hardening of arterial walls that causes them to become thickened and brittle.

分析：通过上下文 a hardening of arterial walls（动脉壁变硬）、become thickened and brittle（变厚且易脆），便可知道 arteriosclerosis 表示"动脉粥样硬化，表现为动脉壁变硬、增厚，造成血管脆弱"。

S2 This hardening results from a build-up of a plaque-like substance composed of cholesterol, lipids, and cellular debris（**atheroma**）.

分析：通过上下文中关键词 build-up（积聚）、plaque-like substance（粥样斑），便可知道硬化的原因是粥样斑积聚。通过上下文 plaque-like substance composed of cholesterol, lipids, and cellular debris（atheroma），便得知 atheroma 是由胆固醇、脂肪和细胞碎屑积聚增多后形成的粥样斑。

S4 Eventually, the plaque hardens（**atherosclerosis**）, causing the vessel to lose elasticity.

分析：通过上下文 the plaque hardens（斑块变硬），便可知道 atherosclerosis 表示"动脉粥样斑增多使血管变硬"，导致血管弹性（elasticity）下降。

S6 After a while, it becomes difficult for blood to pass through the blocked areas. S7 Tissues distal to the occlusion become **ischemic**.

分析：通过上下文 it becomes difficult for blood to pass through the blocked areas（血液很难通过堵塞部位），所以必然导致 tissues distal to the occlusion（堵塞点远端组织）become ischemic，根据常识和上下文判断，ischemic 表示"因为血液很难通过堵塞部位，所以必然导致堵塞点远端组织得不到足够的血液供应，也就是缺血"。因此，ischemic 就表示"缺血"。

S8 In many instances, blood hemorrhages into the plaque and forms a clot（**thrombus**）that may dislodge.

分析：通过上下文 blood hemorrhages into the plaque（斑块出血）and forms a clot（形成血凝块），便可知道 thrombus 表示"因为斑块出血后形成的血凝块，也就是血栓"。

S9 When a thrombus travels through the vascular system it is called an embolus（plural，emboli）.

分析：通过上下文 thrombus travels through the vascular system（血栓物在血管内游走）便可知道 embolus 表示"血管中游走的血栓"，也就是"栓子"。

S11 Emboli in arterial circulation commonly lodge in a capillary bed and cause localized tissue death（infarct）.

分析：通过上下文 Emboli in arterial circulation commonly lodge in a capillary bed（栓子常常停留在毛细血管床）便可知道栓子容易造成毛细血管完全堵塞，因为毛细血管内径太窄，而毛细血管堵塞容易造成局部组织坏死，所以 infarct 的含义就是 death of localized tissue death（局部组织坏死，或称梗死）。

S12 Sometimes plaque weakens the vessel wall to such an extent that it forms a bulge（aneurysm）that may rupture.

分析：通过上下文 plaque weakens the vessel wall（斑块会削弱血管壁）to such an extent that it forms a bulge（凸出）that may rupture（破裂），便可知道 aneurysm 的含义就是因为斑块使血管壁薄弱、膨出从而造成破裂的风险，这就是所谓的"动脉瘤"。

S13 Arteriosclerosis usually affects large- or medium-sized arteries, including the abdominal aorta；coronary，cerebral，and renal arteries；and major arteries of the legs（femoral arteries）.

分析：由上下文语境，femoral arteries 指的是 the major arteries of the legs（腿部大动脉），而只要具备基本解剖知识便知道腿部大动脉就是股动脉，因此，femoral arteries 指的就是"股动脉"。

S14 One of the major risk factors for developing arteriosclerosis is an elevated cholesterol level（hypercholesterolemia）.

分析：通过上下文 elevated cholesterol level（高胆固醇水平）以及 hypercholesterolemia 术语中的后缀-emia（condition of blood）便可知道 hypercholesterolemia 表示"高胆固醇血症"。

S17 In one method，occluding material and plaque are removed from the innermost layer of the artery（endarterectomy）.

分析：通过上下文得知 endarterectomy 指的是 occluding material and

plaque are removed from the innermost layer of the artery(切除动脉内层堵塞物及斑块),也就是"动脉内膜切除术"。

S22 Failure of the coronary arteries to deliver an adequate supply of blood to the **myocardium** is called coronary artery disease(CAD).

分析:通过上下文中关键词 coronary arteries(冠状动脉)、to deliver an adequate supply of blood to(供血给某个部位),通过医学常识,我们可以判断冠状动脉供血的部位是心肌,因此,术语 myocardium 的含义是"心肌"。

S24 With partial occlusion, localized areas of the heart experience oxygen deficiency(**ischemia**).

分析:通过上下文 oxygen deficiency(局部缺氧,而缺氧由缺血引起,因为氧气是以与血红蛋白结合的形式(氧合血红蛋白)被运送到组织细胞为细胞活动所需,缺氧的前提是缺血)便可以判断 ischemia 的含义是"局部缺血"。

S25 When the occlusion is total or almost total, the affected area of the heart muscle dies(**infarction**).

分析:通过上下文 the heart muscle dies 便可知道 infarction 的含义是"梗死"。

S26 The clinical signs and symptoms of myocardial infarction(MI)typically include intense chest pain(angina), profuse sweating(**diaphoresis**), paleness, and labored breathing(**dyspnea**).

分析:通过上下文 intense chest pain 便可知道 angina 的含义是"剧烈胸痛(心绞痛)";从上下文 profuse sweating 便得知 diaphoresis 的含义是"大量出汗";由 labored breathing 便知道 dyspnea 的含义是"呼吸困难"。

S27 **Arrhythmia** with an abnormally rapid heart rate(**tachycardia**)or an abnormally slow heart rate(**bradycardia**)may also accompany an MI(myocardial infarction).

分析:通过上下文 abnormally rapid heart rate 便得知 tachycardia 的含义是"心率异常加快(心动过速)";通过上下文 an abnormally slow heart rate 便得知 bradycardia 的含义是"心率异常缓慢(心动过缓)";通过上下文 arrhythmia 包含 tachycardia(心动过速)和 bradycardia(心动过缓)的情况,加上该术语的前缀 a-(表示"不,无,非"),因此,可以判断该术语表示"心率不正常或心率失常"。

例 2 （S1） The heart and circulatory system make up your **cardiovascular** system. （S2） Your heart works as a pump that pushes blood to the organs, tissues, and cells of your body. （S3） Blood delivers **oxygen** and nutrients to every cell and removes the **carbon dioxide** and **waste products** made by those cells.（S4） Blood is carried from your heart to the rest of your body through a complex network of **arteries, arterioles, and capillaries**. （S5） Blood is returned to your heart through **venules and veins**. （S6） If all the vessels of this network were laid end to end, they would extend for about 60,000 miles （more than 96,500 kilometers）, which is far enough to circle the planet Earth more than twice. （S7） The one-way system carries blood to all parts of your body. （S8） This process of blood flow within your body is called **circulation**.（S9） **Arteries carry oxygen-rich blood** away from your heart, and **veins** carry **oxygen-poor blood** back to your heart. （S10） In **pulmonary** circulation, though, the roles are switched. （S11） It is the pulmonary artery that brings oxygen-poor blood into your lungs and the pulmonary vein that brings oxygen-rich blood back to your heart.

医学术语语境学习法分析：

S1 The heart and circulatory system make up your **cardiovascular** system.

分析：通过上下文 The heart and circulatory system（心脏与循环系统）make up your cardiovascular system 便可知道 cardiovascular system 指的是"心脏与循环系统"，也就是"心血管系统"。

S3 Blood delivers oxygen and nutrients to every cell and removes the **carbon dioxide** and waste products made by those cells.

分析：通过上下文 Blood delivers oxygen and nutrients to every cell（血液递送氧气和营养物给细胞），and removes（清除……）the carbon dioxide and waste products made by those cells（细胞产生的 carbon dioxide 和废物），根据常识便可判断 carbon dioxide 表示"二氧化碳"，因为细胞代谢会产生废物，还会产生二氧化碳。

S4 Blood is carried from your heart to the rest of your body through a complex network of **arteries, arterioles, and capillaries**. Blood is returned to your heart through **venules and veins**.

分析：通过上下文 Blood is carried from your heart to the rest of your body through a complex network（血液从心脏通过一个复杂的网络输送到身体的其他部位）便得知 arteries, arterioles, and capillaries 表示"血管"，而通过常识便知道将血液从心脏运输出去的血管由大到小，我们判断 arteries 表示大血管"动脉"，然后是 arterioles（小动脉），再是 capillaries（毛细血管）；通过上下文 Blood is returned to your heart through venules and veins（血液通过血管回流到心脏），根据常识我们知道血液是通过静脉回流到心脏，因此判断 venules and veins 表示"静脉"，而按血流路径，先是小静脉，再是静脉，最后通过腔静脉回到右心房，所以便得知 venules 表示"小静脉"，veins 表示"静脉"。

S8 This process of blood flow within your body is called **circulation**. S9 **Arteries** carry **oxygen-rich blood** away from your heart, and **veins** carry **oxygen-poor blood** back to your heart. In **pulmonary** circulation, though, the roles are switched.

分析：通过上下文 This process of blood flow within your body is called circulation 便可判断 circulation 表示（血液在体内流动的过程）。通过上下文 Arteries carry oxygen-rich blood away from your heart（动脉将……丰富的血液从心脏输送出去），and veins carry oxygen-poor blood back to your heart（静脉将……贫乏的血液输送回心脏），根据常识，便知道 oxygen-rich blood 的含义是"含氧丰富的血液"，而 oxygen-poor blood 的含义是"缺氧的血液"。通过上下文 In pulmonary circulation, though, the roles are switched（在肺循环中，角色发生互换）便得知肺动脉血实际上为"缺氧的血液"，而肺静脉血实际上为"含氧丰富的血液"。

例3 （S1） Asthma produces spasms in the bronchial passages （**bronchospasms**）that may be sudden and violent（**paroxysmal**）and lead to dyspnea.（S2）Asthma is commonly caused by exposure to **allergens** or irritants.（S3）Other causes include stress, cold, and exercise.（S4）During recovery, coughing episodes produce large amounts of mucus（**productive**

cough). (S5) Over time, the epithelium of the bronchial passages thickens, and breathing becomes more difficult. (S6) Treatment includes agents that loosen and break down mucus (**mucolytics**) and medications that expand the bronchi (**bronchodilators**) by relaxing their smooth muscles. (S7) If usual measures do not reverse the bronchospasms, the condition is referred to as status **asthmaticus**.

医学术语语境学习法分析：

S1 Asthma produces spasms in the bronchial passages (**bronchospasms**) that may be sudden and violent (**paroxysmal**) and lead to dyspnea.

分析：通过上下文 spasms in the bronchial passages（支气管痉挛）便知道 bronchospasms 的含义是"支气管痉挛"；通过上下文 sudden and violent 便得知 paroxysmal 表示"发生突然且剧烈"，也就是"阵发性的、突发性的"。

S2 Asthma is commonly caused by exposure to allergens or irritants. S3 Other causes include stress, cold, and exercise.

分析：通过上下文 exposure to allergens or irritants 中的 or 便可知道 allergens 与 irritants 意思相同或相近，因此，可以判断 allergens 是一种 irritants"刺激物（过敏原）"。

S4 During recovery, coughing episodes produce large amounts of mucus (**productive cough**).

分析：通过上下文 coughing episodes produce large amounts of mucus（咳嗽发作时会产生大量黏液）便可得知 productive cough 表示"有痰咳嗽"。

S6 Treatment includes agents that loosen and break down mucus (**mucolytics**) and medications that expand the bronchi (**bronchodilators**) by relaxing their smooth muscles.

分析：通过上下文得知 agents that loosen and break down mucus（稀释分解黏液的药物）便可得知 mucolytics 表示"化痰药物"。由上下文 medications that expand the bronchi（扩张支气管的药物）便可知道 bronchodilators 表示"支扩剂"。

S7 If usual measures do not reverse the bronchospasms, the condition is referred to as status **asthmaticus**.

分析:通过上下文 usual measures do not reverse the bronchospasms(用通常使用的方法并不能逆转支气管痉挛这种状况)便可得知 status asthmaticus 指的是"支气管痉挛持续存在的状态"。

例 4 (S1) Any abnormal fluid in the pleural cavity, the space between the visceral and parietal pleura, is called pleural effusion. (S2) Normally, the pleural cavity contains only a small amount of lubricating fluid. (S3) However, some disorders may cause excessive fluid to collect in the pleural cavity. (S4) Two initial techniques used to diagnose pleural effusion are **auscultation** and **percussion**. (S5) Auscultation is the listening of sounds made by organs of the body using a stethoscope. (S6) Percussion is the gentle tapping on the chest with the fingers and listening to the resultant sounds to determine the position, size, or consistency of the underlying structures. (S7) Chest x-ray (CXR) or magnetic resonance imaging (MRI) confirms the diagnosis. (S8) Effusions are classified as **transudates** and **exudates**. (S9) A transudate is a noninflammatory fluid that resembles serum but with slightly less protein. (S10) It results from an **imbalance** in **venous arterial** pressure or decrease of protein in blood. (S11) Both of these conditions allow serum to leak from the **vascular** system and collect in the pleural space. (S12) Common causes include left **ventricular** heart failure and liver disorders. (S13) An exudate is usually high in protein and often contains blood and immune cells. (S14) Common causes include tumors, infections, and inflammation. (S15) Various types of pleural effusions include serum (**hydrothorax**), pus (**empyema** or **pyothorax**), and blood (**hemothorax**). (S16) Although not considered as pleural effusion, air can enter the pleural space (**pneumothorax**), resulting in a partial or complete collapse of a lung.

(S17) Treatment consists of correcting the underlying cause of the effusion. (S18) Often a surgical puncture of the chest using a hollow-bore needle (**thoracocentesis, thoracentesis**) is undertaken to remove excess fluid for **diagnostic or therapeutic** purposes. (S19) Sometimes chest tubes are inserted to drain fluid or remove air in pneumothorax.

医学术语语境学习法分析：

S4 Two initial techniques used to diagnose pleural effusion are **auscultation** and **percussion**. S5 Auscultation is the listening of sounds made by organs of the body using a stethoscope. S6 Percussion is the gentle tapping the chest with the fingers and listening to the resultant sounds to determine the position, size, or consistency of the underlying structures.

分析：通过上下文得知 auscultation and percussion 指的是胸腔积液的两种主要检查手段（Two initial techniques used to diagnose pleural effusion）；通过上下文 auscultation is the listening of sounds made by organs of the body using a stethoscope，得知 auscultation 这种检查手段是通过用听诊器听身体器官发出的声音，因此判断 ausculation 表示"听诊"；通过上下文 percussion is the gentle tapping the chest with the fingers and listening to the resultant sounds to determine the position, size, or consistency of the underlying structures（用手指轻轻叩击胸部，并用听诊器听声音，以确定解剖结构的部位、大小或一致性）得知 percussion 的含义是"触诊"。

S8 Effusions are classified as **transudates** and **exudates**.

分析：通过上下文判断 transudates 与 exudates 都属于 effusions（渗漏物），通过 transudates 术语中的前缀 trans-（穿过，跨过）可以判断这种渗液是跨膜渗出，而通过 exudates 术语的前缀 ex-（出去）可以判断该术语表示"液体渗出"。

S15 Various types of pleural effusions include serum (**hydrothorax**), pus (**empyema** or **pyothorax**), and blood (**hemothorax**). S16 Although not considered as pleural effusion, air can enter the pleural space (**pneumothorax**), resulting in a partial or complete collapse of a lung.

分析：通过上下文 Various types of pleural effusions（几种不同的胸腔积液）include serum (hydrothorax), pus (empyema or pyothorax), and blood (hemothorax)判断 hydrothorax, empyema or pyothorax 以及 hemothorax 指的是"几种不同的胸腔积液"。根据积聚物质的种类，有不同的命名，从上下文 serum（血清）可以判断 hydrothorax 是因为血清积聚造成，因此该术语的含义

就是"水胸",从 pus(脓)判断 empyema or pyothorax 的含义是"脓胸",而从上下文 blood(血)判断 hemothorax 的含义是"血胸"。

S18 Often a surgical puncture of the chest using a hollow-bore needle (**thoracocentesis or thoracentesis**) is undertaken to remove excess fluid for diagnostic or therapeutic purposes.

分析:通过上下文 a surgical puncture of the chest using a hollow-bore needle(用空针穿刺胸部以抽出液体用于诊断或治疗)判断 thoracocentesis 或 thoracentesis 的含义是"胸腔穿刺术"。

例 5 (S1) **Pneumonia** is any inflammatory disease of the lungs that may be caused by bacteria, viruses, or fungi. (S2) Chemicals or other agents can cause the lungs to become inflamed. (S3) A type of pneumonia associated with influenza is sometimes fatal. (S4) Other potentially fatal pneumonia may result from food or liquid inhalation (**aspiration pneumonia**). (S5) Some types of pneumonia affect only a lobe of the lung (**lobar pneumonia**), but some others are more diffuse (**bronchopneu-monia**). (S6) Chest pain, mucopurulent sputum, and spitting of blood (**hemoptysis**) are common signs and symptoms of the disease. (S7) If the air in the lungs is replaced by fluid and inflammatory debris, the lung tissue loses its spongy texture and becomes swollen and engorged (**consolidation**). (S8) Consolidation is associated primarily with bacterial pneumonia, not viral pneumonia. (S9) Pneumocystis carinii pneumonia (PCP) is a type of pneumonia closely associated with AIDS. (S10) Recent evidence suggests that it is caused by a fungus that resides in or on most people (normal flora) but causes no harm as long as the individual remains healthy. (S11) When the immune system begins to fail, this organism becomes infectious (**opportunistic**). (S12) Diagnosis relies on examination of biopsied lung tissue or bronchial washings (**lavage**).

医学术语语境学习法分析:

S1 Pneumonia is any inflammatory disease of the lungs that may be caused by bacteria, viruses, or fungi.

　　分析：通过上下文 any inflammatory disease of the lungs（肺部的炎性疾病）判断 pneumonia 的含义是"肺炎"。

　　S4 Other potentially fatal pneumonia may result from food or liquid inhalation（**aspiration pneumonia**）. S5 Some types of pneumonia affect only a lobe of the lung（**lobar pneumonia**）, but some others are more diffuse（**bronchopneumonia**）.

　　分析：通过上下文 other potentially fatal pneumonia may result from food or liquid inhalation（因吸入液体引起的致命性肺炎）便可以判断 aspiration pneumonia 的含义是"吸入性肺炎"；从上下文 pneumonia affect only a lobe of the lung 判断 lobar pneumonia 指的是"累及整叶肺的肺炎（大叶性肺炎）"；从上下文 some are more diffuse（弥散的）判断 bronchopneumonia 指的是"病灶弥散型肺炎"，而 bronchopneumonia 术语词素 bronch/o 表示"支气管"，所以我们得知这个术语表示"支气管肺炎"。

　　S6 Chest pain, mucopurulent sputum, and spitting of blood（**hemoptysis**）are common signs and symptoms of the disease.

　　分析：通过上下文 spitting of blood（痰中带血）可以判断 hemoptysis 的含义是"咯血"。

　　S7 If the air in the lungs is replaced by fluid and inflammatory debris, the lung tissue loses its spongy texture and become swollen and engorged（**consolidation**）.

　　分析：通过上下文 the lung tissue loses its spongy texture and become swollen and engorged（肺组织失去了海绵状结构，变得肿胀和充盈）可以判断 consolidation 的含义是"肺部实变"。

　　S11 When the immune system begins to fail, this organism becomes infectious（**opportunistic**）.

　　分析：通过上下文 When the immune system begins to fail, this organism becomes infectious（opportunistic）（当免疫系统功能开始衰退时，这种微生物（病原体）就会具有传染性，便可以判断 opportunistic 的含义是"机会性感染"，也就是一些致病力较弱的病原体，在人体免疫功能正常时不能致病，但当人体免疫功能降低时，它们乘虚而入，侵入人体内，导致各种疾病。

通过以上的举例分析,我们不难看出,语境对于医学术语的理解非常重要。通过语境学习法,学习者就可以准确判断专业性强的医学术语的真正含义,减少医学文献阅读中的术语障碍,从而提升医学文献阅读速度。学习医学术语,不仅要掌握构词法,还要结合语境学习,这有助于理解篇章内容。因此,我们建议医学术语学习与医学文献阅读一体化进行,通过大量阅读,在语境中习得和掌握医学术语。

第6章 "以器官系统为主线"的
医学术语"组块+联想"记忆法

随着医学教育观念和模式的转变,"以器官系统为中心"的医学教育模式已成为医学院校课程改革的主流趋势,该课程模式是指按某一器官系统为单位,把相关的解剖、生理、病理、临床表现等综合组织起来,将形态、结构、功能、病理、生理等课程知识点有机地结合起来,实现机能与形态、微观与宏观、生理和病理等的有机融合,以加强学科间的联系并减少课程间的重复,保持各系统相对完整的体系结构。该模式遵循认知规律,循序渐进,强调基础和临床课程之间的系统性和完整性,注重知识的系统性与连贯性,从而有利于学生形成系统、连贯、完整的知识体系,也有利于激发学生对医学的兴趣,培养学生整体的临床思维能力,提升学生的综合能力。"以器官系统为中心"的基础医学课程模式在1993年爱丁堡世界医学教育会议中,得到了多数专家的肯定。"以器官系统为中心"的课程模式突破学科界限,把现代医学学科间具有关联性的课程内容紧密联系在一起,突出学生自主学习和创造性思维的训练,培养学生分析问题、解决问题的能力。这种课程教学模式符合各高等医科院校对临床医学人才培养的要求。

目前,国内多所医学院校都开展了"以器官系统为中心"的教学改革。四川大学华西医学中心开展了基于器官系统的横向整合模块;上海交通大学医学院参照美国密西根大学医学院的课程设置构建"以器官系统为主线"的系统整合式课程体系;西安交通大学医学院也建立了"系统整合课程"。在医学术语学习中,也可以采用"以器官系统为中心"的教育模式。人体主要器官系统包括心血管系统、呼吸系统、骨骼肌肉系统、消化系统、泌尿系统、神经系统、内分泌系统、生殖系统、淋巴造血系统、被皮系统等。各系统都有常用的词根、词缀。如果我们掌握各器官系统基本的词根、词缀,就可以通过构词法把陌生的医学术语解剖成词根、词缀组块,然后把各组块表达的意义相加,就能准确判断出这个词的基本意思,从而可以节约查字典的时间,有利于提升文献阅读速度和质量。

下面将分系统介绍"以器官系统为主线"的医学术语"组块+联想"记忆法。首先介绍该器官系统解剖结构和生理功能,其次介绍该系统包含的基本词根、词缀,同时还分析了各构词形记忆要点,然后罗列了常见词根派生的医学术语组块,再将这些术语按"音、形、义"进行组块分析。希望学习者通过"以器官系统为主线"的医学术语组块分析快速掌握医学术语的学习和记忆技巧,提高对医学术语学习的兴趣,快速扩大医学词汇量,提升医学文献阅读速度,掌握最新医学动态。

6.1 心血管系统

6.1.1 心血管系统简介

心血管系统(Cardiovascular System)由心脏、动脉、静脉和毛细血管组成。心脏有四个腔室,上边的两个腔室称为"心房"(atria),下边的两个腔室称为"心室"(ventricles)。在左右房室口和主动脉与肺动脉出口处均有瓣膜(valve),这些瓣膜的功能是保证血液在心内单向流动。动脉由心室发出,运送血液到全身各部位。静脉是输送血液返回心房的血管。血液与组织、细胞之间进行的物质和气体交换发生于毛细血管。血液循环根据其循环路径不同可分为体循环(systemic circulation)和肺循环(pulmonary circulation)两种。体循环的主要作用是将营养物质和氧气运送到全身各部位的组织和细胞,同时将细胞、组织的代谢产物如二氧化碳等运送到排泄器官,保证组织和细胞的新陈代谢正常进行。肺循环的主要功能是使人体内含氧量低的血(oxygen-poor blood)转变为含氧丰富的血(oxygen-rich blood),使血液获得氧气。血液循环一旦停止,生命活动就不能正常进行,最终将导致机体死亡。

6.1.2 常见词根词缀及其记忆要点

词根词缀	英文意思	词例	记忆要点
cardi/o	heart	cardiology	cardi/o 与 coron/o 均表示"心脏",二者为同义构词形组块。
coron/o		coronary	
angi/o	vessel	angiotensin	二者均表示"血管",因此为同义构词形组块。
vas/o		vasography	
arteri/o	artery	arteriosclerosis	arteri/o(动脉)与 arteriol/o(小动脉)为近形词素组块。arteriol/o(小动脉)拼写中比 arteri/o(动脉)多了字母 ol,ol 发音听起来类似 little(小),进而联想到"小动脉"。
arteriol/o	arteriole	arteriolar	
ather/o	yellow plaque or fatty substance	atheroma	由 ather 读音/ˈæθə/联想到"碍事",进而联想到"粥样斑堵塞血管,阻碍血流,因此,比较碍事"。
atri/o, atri/a	atrium	interatrial	心脏包括四个腔室,上面两个为房(atri/o),下面两个为室(ventricul/o),可将二者组块后记忆。
ventricul/o	ventricle	ventriculotomy	
valv/o valvul/o	valve	valvotome	valv/o 与 valvul/o 均表示"瓣膜",二者区别在于后者在/o 前多 ul。找出二者差异后对比记忆。
ox/o	oxygen	oxygenation	ox/o(氧气,组织细胞所需要的物质)与 capn/o(二氧化碳,组织细胞代谢废物)词义相对,因此,二者可以组块成对记忆。
capn/o	carbon dioxide	hypercapnia	
phleb/o	vein	phlebitis	phleb/o 与 ven/o 为同义词素组块,均表示"静脉"。ven/o(静脉)与 venul/o(小静脉)拼写区别在于后者在/o 前多了 ul,由 ul 发音联想到 little,进而联想到 venul/o 为"小静脉"。
ven/o		venography	
venul/o	venule	venular	

续表

词根词缀	英文意思	词例	记忆要点
scler/o	hardening	sclerosis	由 scler/o（硬化）可以联想到"血管硬化容易导致血流减慢，脂肪及胆固醇等物质在血管壁堆积，从而在血管壁形成 thromb/o（血栓）"，二者有因果关系，可以组块成对后记忆。
thromb/o	clot	thrombolysis	
brady-	slow	bradypnea	brady-（慢）与 tachy-（快），二者为反义前缀组块。
tachy-	fast	tachycardia	
-graph	instrument used to record	electrocardiograph	-graph、-graphy 与-gram 为近形构词形组块，都以-gra 开头。-graph表示"描记仪"，-graphy 表示"检查法"，二者拼写相近，记忆时，注意后者末尾多一个字母 y，表示"用仪器来检查或记录"。
-graphy	process of recording	encephalography	
-gram	picture or finished record	angiogram	

6.1.3 常见医学术语组块

1）与 angi/o（血管）或 vas/o（血管）有关的医学术语组块

含 angi/o 或 vas/o 的 医学术语组块	"音节"组块	"构词形"组块
angioplasty /ˈændʒɪəʊˌplæstɪ/ 血管成形术	an-gio-plas-ty /ˈændʒɪəʊˌplæstɪ/	angio-plasty /ˈændʒɪəʊˌplæstɪ/ 血管－成形术
angiolipoma /ˌændʒɪəʊlɪˈpəʊmə/ 血管脂瘤	an-gio-li-po-ma /ˌændʒɪəʊlɪˈpəʊmə/	angio-lip-oma /ˌændʒɪəʊlɪˈpəʊmə/ 血管－脂－瘤
angiospasm /ˈændʒɪəʊspæzəm/ 血管痉挛	an-gio-spasm /ˈændʒɪəʊspæzəm/	angio-spasm /ˈændʒɪəʊspæzəm/ 血管－痉挛
angiomegaly /ˌændʒɪəʊˈmegəlɪ/ 血管增大	an-gio-me-ga-ly /ˌændʒɪəʊˈmegəlɪ/	angio-megaly /ˌændʒɪəʊˈmegəlɪ/ 血管－增大

续表

含 angi/o 或 vas/o 的 医学术语组块	"音节"组块	"构词形"组块
angiostenosis /ˌændʒɪəʊstɪˈnəʊsɪs/ 血管狭窄	an-gio-ste-no-sis /ˌændʒɪəʊstɪˈnəʊsɪs/	angio-stenosis /ˌændʒɪəʊstɪˈnəʊsɪs/ 血管－狭窄
angiectasis /ˌændʒɪˈektəsɪs/ 血管扩张	an-gi-ec-ta-sis /ˌændʒɪˈektəsɪs/	angi-ectasis /ˌændʒɪˈektəsɪs/ 血管－扩张
vasotonia /ˌveɪzəʊˈtəʊnɪə/ 血管紧张	va-so-to-nia /ˌveɪzəʊˈtəʊnɪə/	vaso-tonia /ˌveɪzəʊˈtəʊnɪə/ 血管－张力
vasography /vəˈzɒɡrəfɪ/ 血管造影	va-so-gra-phy /vəˈzɒɡrəfɪ/	vaso-graphy /vəˈzɒɡrəfɪ/ 血管－描记法
vasoparesis /ˌvæsɒpəˈriːsɪs/ 血管轻瘫	va-so-pa-re-sis /ˌvæsɒpəˈriːsɪs/	vaso-paresis /ˌvæsɒpəˈriːsɪs/ 血管－轻瘫

2) 与 arteri/o(动脉)有关的医学术语组块

含 arteri/o 的医学术语组块	"音节"组块	"构词形"组块
arteriogram /ɑːˈtɪərɪəʊɡræm/ 动脉造影照片	ar-te-rio-gram /ɑːˈtɪərɪəʊɡræm/	arterio-gram /ɑːˈtɪərɪəʊɡræm/ 动脉－描记图
arteriorrhexis /ɑːˌtɪərɪəˈreksɪs/ 动脉破裂	ar-te-rio-rrhe-xis /ɑːˌtɪərɪəˈreksɪs/	arterio-rrhexis /ɑːˌtɪərɪəˈreksɪs/ 动脉－破裂
arteriolonecrosis /ɑːˌtɪərɪələˌnekˈrəʊsɪs/ 小动脉坏死	ar-te-rio-lo-nec-ro-sis /ɑːˌtɪərɪələˌnekˈrəʊsɪs/	arteriolo-necr-osis /ɑːˌtɪərɪələˌnekˈrəʊsɪs/ 小动脉－死－病理状况
arteriolith /ɑːˈtɪərɪəlɪθ/ 动脉石	ar-te-rio-lith /ɑːˈtɪərɪəlɪθ/	arterio-lith /ɑːˈtɪərɪəlɪθ/ 动脉－石

续表

含 arteri/o 的医学术语组块	"音节"组块	"构词形"组块
arteriorrhaphy /ɑːˌtɪərɪˈɒrəfɪ/ 动脉缝合术	ar-te-ri-o-rrha-phy /ɑːˌtɪərɪˈɒrəfɪ/	arterio-rrhaphy /ɑːˌtɪərɪˈɒrəfɪ/ 动脉-缝合术

3) 与 aort/o (主动脉) 有关的医学术语组块

含 aort/o 的医学术语组块	"音节"组块	"构词形"组块
aortectomy /eɪˈtektəmɪ/ 主动脉部分切除术	a-or-tec-to-my /eɪˈtektəmɪ/	aort-ectomy /eɪˈtektəmɪ/ 主动脉−切除术
aortotomy /ˌeɪˈtɒtəmɪ/ 主动脉切开术	a-or-to-to-my /ˌeɪˈtɒtəmɪ/	aorto-tomy /ˌeɪˈtɒtəmɪ/ 主动脉−切开术
aortalgia /eɪˈtældʒɪə/ 主动脉痛	a-or-tal-gia /eɪˈtældʒɪə/	aort-algia /eɪˈtældʒɪə/ 主动脉−痛
aortorrhaphy /ˌeɪɔːˈtɒrəfɪ/ 主动脉缝合术	a-or-to-rrha-phy /ˌeɪɔːˈtɒrəfɪ/	aorto-rrhaphy /ˌeɪɔːˈtɒrəfɪ/ 主动脉−缝合术
aortitis /ˌeɪɔːˈtaɪtɪs/ 主动脉炎	a-or-ti-tis /ˌeɪɔːˈtaɪtɪs/	aort-itis /ˌeɪɔːˈtaɪtɪs/ 主动脉−炎症

4) 与 ather/o (粥样斑) 有关的医学术语组块

含 ather/o 的医学术语组块	"音节"组块	"构词形"组块
atherothrombosis /ˌæθərəʊθrɒmˈbəʊsɪs/ 动脉粥样硬化血栓形成	a-the-ro-throm-bo-sis /ˌæθərəʊθrɒmˈbəʊsɪs/	athero-thromb-osis /ˌæθərəʊθrɒmˈbəʊsɪs/ 粥样斑−血栓−症
atherogenesis /ˌæθərəʊˈdʒenɪsɪs/ 动脉粥样化形成	a-the-ro-ge-ne-sis /ˌæθərəʊˈdʒenɪsɪs/	athero-genesis /ˌæθərəʊˈdʒenɪsɪs/ 粥样斑−生成

续表

含 ather/o 的医学术语组块	"音节"组块	"构词形"组块
atherosclerosis /ˌæθərəʊˌsklɪəˈrəʊsɪs/ 动脉粥样硬化	a-the-ro-scle-ro-sis /ˌæθərəʊˌsklɪəˈrəʊsɪs/	athero-scler-osis /ˌæθərəʊˌsklɪəˈrəʊsɪs/ 粥样斑-硬化-症
atherectomy /ˌæθəˈrektəmɪ/ 经皮腔内斑块旋切术	a-the-rec-to-my /ˌæθəˈrektəmɪ/	ather-ectomy /ˌæθəˈrektəmɪ/ 粥样斑-切除术

5) 与 atri/o(心房)或 ventricul/o(心室)有关的医学术语组块

含 atri/o 或 ventricul/o 的医学术语组块	"音节"组块	"构词形"组块
atrioventricular /ˌeɪtrɪəʊvenˈtrɪkjulə/ 房室的	a-trio-ven-tri-cu-lar /ˌeɪtrɪəʊvenˈtrɪkjulə/	atrio-ventricul-ar /ˌeɪtrɪəʊvenˈtrɪkjulə/ 房-室-的
atrioseptopexy /ˌeɪtrɪəʊˈseptəˌpeksɪ/ 房中隔修补术	a-trio-sep-to-pe-xy /ˌeɪtrɪəʊˈseptəˌpeksɪ/	atrio-septo-pexy /ˌeɪtrɪəʊˈseptəˌpeksɪ/ 心房-间隔-固定术
atriotomy /ˌeɪtrɪˈɒtəmɪ/ 心房切开术	a-tri-o-to-my /ˌeɪtrɪˈɒtəmɪ/	atrio-tomy /ˌeɪtrɪˈɒtəmɪ/ 心房-切开术
atriomegaly /ˌeɪtrɪəˈmegəlɪ/ 心房肥大	a-trio-me-ga-ly /ˌeɪtrɪəˈmegəlɪ/	atrio-megaly /ˌeɪtrɪəˈmegəlɪ/ 心房-增大
interatrial /ˌɪntəˈeɪtrɪəl/ 心房间的	in-ter-a-trial /ˌɪntəˈeɪtrɪəl/	inter-atri-al /ˌɪntəˈeɪtrɪəl/ 在……之间-心房-有关……的
interventricular /ˌɪntəvenˈtrɪkjulə/ 心室间的	in-ter-ven-tri-cu-lar /ˌɪntəvenˈtrɪkjulə/	inter-ventricul-ar /ˌɪntəvenˈtrɪkjulə/ 在……之间-心室-有关……的

6) 与 valvul/o(瓣膜)有关的医学术语组块

含 valvul/o 的医学术语组块	"音节"组块	"构词形"组块
valvuloplasty /ˈvælvjʊləˌplæstɪ/ 瓣膜成形术	val-vu-lo-plas-ty /ˈvælvjʊləˌplæstɪ/	valvulo-plasty /ˈvælvjʊləˌplæstɪ/ 瓣膜－成形术
valvotomy /vælˈvɒtəmɪ/ 瓣膜切开术	val-vo-to-my /vælˈvɒtəmɪ/	valvo-tomy /vælˈvɒtəmɪ/ 瓣膜－切开术
valvotome /ˈvælvətəʊm/ 瓣膜刀	val-vo-tome /ˈvælvətəʊm/	valvo-tome /ˈvælvətəʊm/ 瓣膜－刀
atrioseptoplasty /ˌeɪtrɪəʊˈseptəˌplæstɪ/ 房中(间)隔成形术	a-trio-sep-to-plas-ty /ˌeɪtrɪəʊˈseptəˌplæstɪ/	atrio-septo-plasty /ˌeɪtrɪəʊˈseptəˌplæstɪ/ 心房－间隔－成形术
valvulopathy /ˌvælvjʊˈlɒpəθɪ/ (心)瓣病	val-vu-lo-pa-thy /ˌvælvjʊˈlɒpəθɪ/	valvulo-pathy /ˌvælvjʊˈlɒpəθɪ/ 瓣膜－病

7) 与 cardi/o(心脏)有关的医学术语组块

含 cardi/o 的医学术语组块	"音节"组块	"构词形"组块
cardiomyoliposis /ˌkɑːdɪəʊˌmaɪəʊlɪˈpəʊsɪs/ 心肌脂变	car-dio-myo-li-po-sis /ˌkɑːdɪəʊˌmaɪəʊlɪˈpəʊsɪs/	cardio-myo-lip-osis /ˌkɑːdɪəʊˌmaɪəʊlɪˈpəʊsɪs/ 心脏－肌－脂肪－病
bradycardia /ˌbrædɪˈkɑːdɪə/ 心动过缓	bra-dy-car-dia /ˌbrædɪˈkɑːdɪə/	brady-card-ia /ˌbrædɪˈkɑːdɪə/ 慢速－心脏－病
pericarditis /ˌperɪkɑːˈdaɪtɪs/ 心包炎	pe-ri-car-di-tis /ˌperɪkɑːˈdaɪtɪs/	peri-card-itis /ˌperɪkɑːˈdaɪtɪs/ 周围－心脏－炎症
tachycardia /ˌtækɪˈkɑːdɪə/ 心动过速	ta-chy-car-dia /ˌtækɪˈkɑːdɪə/	tachy-card-ia /ˌtækɪˈkɑːdɪə/ 快速－心脏－病
cardiorrhaphy /ˌkɑːdɪˈɔːrəfɪ/ 心肌缝合术	car-di-o-rrha-phy /ˌkɑːdɪˈɔːrəfɪ/	cardio-rrhaphy /ˌkɑːdɪˈɔːrəfɪ/ 心脏－缝合术

8）与 phleb/o（静脉）和 ven/o（静脉）有关的医学术语组块

含 phleb/o 或 ven/o 的 医学术语组块	词汇"音节"组块	"构词形"组块
phlebostenosis /ˌflebəʊˌstɪˈnəʊsɪs/ 静脉狭窄	phle-bo-ste-no-sis /ˌflebəʊˌstɪˈnəʊsɪs/	phlebo-stenosis /ˌflebəʊˌstɪˈnəʊsɪs/ 静脉－狭窄
phleborrhaphy /flɪˈbɒrəfɪ/ 静脉缝合术	phle-bo-rrha-phy /flɪˈbɒrəfɪ/	phlebo-rrhaphy /flɪˈbɒrəfɪ/ 静脉－缝合术
phleborrhagia /ˌflebəʊˈreɪdʒɪə/ 静脉出血	phle-bo-rrha-gia /ˌflebəʊˈreɪdʒɪə/	phlebo-rrhagia /ˌflebəʊˈreɪdʒɪə/ 静脉－出血
venostasis /ˌviːnəˈsteɪsɪs/ 静脉瘀滞	ve-no-sta-sis /ˌviːnəˈsteɪsɪs/	veno-stasis /ˌviːnəˈsteɪsɪs/ 静脉－郁积/停滞
venoclysis /vɪˈnɒklɪsɪs/ 静脉注射	ve-no-cly-sis /vɪˈnɒklɪsɪs/	veno-clysis /vɪˈnɒklɪsɪs/ 静脉－输液
venospasm /ˈvɪnəʊˌspæzəm/ 静脉痉挛	ve-no-spasm /ˈvɪnəʊˌspæzəm/	veno-spasm /ˈvɪnəʊˌspæzəm/ 静脉－痉挛
venosclerosis /ˌviːnəʊsklɪəˈrəʊsɪs/ 静脉硬化	ve-no-scle-ro-sis /ˌviːnəʊsklɪəˈrəʊsɪs/	veno-scler-osis /ˌviːnəʊsklɪəˈrəʊsɪs/ 静脉－硬化－病
venofibrosis /ˌviːnəʊfaɪˈbrəʊsɪs/ 静脉纤维化	ve-no-fib-ro-sis /ˌviːnəʊfaɪˈbrəʊsɪs/	veno-fibr-osis /ˌviːnəʊfaɪˈbrəʊsɪs/ 静脉－纤维－病

9）与 puls/o（脉搏）和 sphygm/o（脉搏）有关的医学术语组块

含 puls/o 或 sphygm/o 的医学术语组块	"音节"组块	"构词形"组块
pulsation /pʌlˈseɪʃn/ 脉动，脉冲	pul-sa-tion /pʌlˈseɪʃn/	puls-ation /pʌlˈseɪʃn/ 脉－名词后缀

续表

含 puls/o 或 sphygm/o 的医学术语组块	"音节"组块	"构词形"组块
sphygmogram /ˈsfɪgməgræm/ 脉搏曲线	sphyg-mo-gram /ˈsfɪgməgræm/	sphygmo-gram /ˈsfɪgməgræm/ 脉搏－描记图
sphygmic /ˈsfɪgmɪk/ 脉的	sphyg-mic /ˈsfɪgmɪk/	sphygm-ic /ˈsfɪgmɪk/ 脉搏－有关……的
sphygmosystole /ˌsfɪgməʊˈsɪstəlɪ/ 收缩期脉搏曲线	sphyg-mo-sys-to-le /ˌsfɪgməʊˈsɪstəlɪ/	sphygmo-systole /ˌsfɪgməʊˈsɪstəlɪ/ 脉搏－收缩期
sphygmology /sfɪgˈmɒlədʒɪ/ 脉搏学	sphyg-mo-lo-gy /sfɪgˈmɒlədʒɪ/	sphygmo-logy /sfɪgˈmɒlədʒɪ/ 脉搏－学
sphygmoscopy /sfɪgˈmɒskəpɪ/ 脉搏检查	sphyg-mos-co-py /sfɪgˈmɒskəpɪ/	sphygmo-scopy /sfɪgˈmɒskəpɪ/ 脉搏－镜检
sphygmopalpation /ˌsfɪgməʊpælˈpeɪʃən/ 切脉	sphyg-mo-pal-pa-tion /ˌsfɪgməʊpælˈpeɪʃən/	sphygmo-palp-ation /ˌsfɪgməʊpælˈpeɪʃən/ 脉搏－触摸－名词后缀

6.2　呼吸系统

6.2.1　呼吸系统简介

呼吸系统(Respiratory System)是人体与外部环境间进行气体交换的器官系统,主要由鼻、咽、喉、气管、支气管以及进行气体交换的器官——肺组成。人体在新陈代谢过程中不断消耗氧气,产生二氧化碳。人体与环境之间的气体交换过程称为呼吸。呼吸系统的主要功能是通过吸气过程为身体组织提供氧气,同时通过呼气过程将代谢废物二氧化碳排出体外,以维持体内酸碱平衡

(acid-base equilibrium)。此外,呼吸系统还具有嗅觉(smell)和协助语言等多种功能。呼吸一旦停止,生命也会很快终止。呼吸系统疾病是一种常见病和多发病,轻者表现为咳嗽、胸痛、呼吸受影响,重者会出现呼吸困难(dyspnea)、缺氧,甚至呼吸衰竭而死亡。

6.2.2　常见词根词缀及其记忆要点

词根词缀	英文意思	词例	记忆要点
nas/o rhin/o	nose	nasopharynx rhinorrhea	nas/o 与 rhin/o 为同义构词形组块,均表示"鼻"。
pharyng/o	pharynx(throat)	pharyngitis	pharyng/o(咽)与 laryng/o(喉)形近,pharyng/o 首字母组合为 phar/faː/,由读音/faː/联想到汉字"发",再联想到"发烟(咽)",pharyng/o 就表示"咽"(与"烟"音同),laryng/o 则表示"喉"。
laryng/o	larynx(voice box)	laryngotomy	
epiglott/o	epiglottis	epiglottal	epi-(在上方),glott/o(声门),联想到"位于声门上方的解剖结构就是会厌(epiglott/o)"。
tonsill/o	tonsils	tonsillitis	tonsill/o 中所含字母组合 ton-的发音/ˈtɒn/类似"桃",再联想到"扁桃"。
pulmon/o	lung	pulmonary	pulmon/o 与 pneum/o 为异形同义构词形组块,二者都表示"肺"。同时注意区分,pneum/o 不仅表示"肺",还表示"气体",而 pulmon/o 只表示"肺"。
pneum/o	lung, air	pneumonia	
alveol/o	alveolus, air sac	alveolar	alveol/o(肺泡)中含有两个 o,由字母 o 联想到"圆形的肺泡"。
thorac/o	chest	thoracotomy	thorac/o 与-thorax 为同义构词形组块,均表示"胸",前者是表示"胸"的词根,后者是表示"胸"的后缀。
-thorax	chest	pyothorax	

续表

词根词缀	英文意思	词例	记忆要点
mediastin/o	mediastinum	mediastinotomy	由 mediastin/o 中所含的 media（中间的）联想到"双肺之间就是纵膈（mediastin/o）"。
phren/o	diaphragm	phrenal	phren/o 与 pleur/o 均表示某种"膜"，前者表示"横隔膜"，后者表示"胸膜"。
pleur/o	pleura	pleuracy	
sphygm/o	pulse	sphygmometer	sphygm/o 与 puls/o 为同义异形构词形组块，均表示"脉搏"。由词根 sphygm/o（脉搏）还可联想到后缀-sphyxia（脉搏）。
puls/o	pulse	pulsometer	
spir/o	to breathe	spirometer	spir/o 与-pnea 均表示"呼吸"，二者为同义异形构词形组块，前者为表示"呼吸"的词根，后者为表示"呼吸"的后缀。
-pnea	breathing	eupnea	
coni/o	dust	pneumoconiosis	coni 发音/'kouni/类似"颗粒"，联想到"粉尘颗粒积聚肺部造成尘肺病"。
cyan/o	blue	cyanosis	由 cyan/o（蓝色）联想到表示"颜色"的构词形组块有 leuc/o（白色）、erythr/o（红色）、melan/o（黑色）等。
atel/o	imperfect, incomplete	atelectasis	atel/o 的首字母 a-表示"无、不、非"，由字母组合 tel 联想到 complete，进而将这个词素联想为"发育不完全"。
inter-	between	intercostal	inter-与 intra-形近。由 inter 联想到 internet（网络），表示"在……之间"，intra 则表示"……之内"。
intra-	within	intravenous	
-ar -ary -ac	pertaining to	ventricular pulmonary cardiac	-ar、-ary 与-ic 为形容词后缀，均表示"有关……的"，可将三者组块后记忆。

续表

词根词缀	英文意思	词例	记忆要点
-centesis	surgical puncture with needle to aspirate fluid	thoracentesis	-centesis(穿刺术)、-ectasis(扩张)与-stenosis(狭窄)为近形后缀组块,均含有-sis结尾,因此可以组块在一起记忆。-centesis(穿刺术)中cen的发音类似"深",可以联想为"深部穿刺",由-ectasis(扩张)中首字母e可以联想为expansion(扩张);可以将-stenosis(狭窄)中所含字母组合no联想为"没有空间(也就是狭窄)"。
-ectasis	stretching or expansion	atelectasis	
-stenosis	narrowing or constricting	arteriostenosis	
-osmia	smell	hyposmia	由-osmia中字母组合sm联想到smell(嗅觉)。

6.2.3 常见医学术语组块

1) 与 bronch/o (支气管) 有关的医学术语组块

含 bronch/o 的医学术语组块	"音节"组块	"构词形"组块
bronchocele /ˈbrɒŋkəsiːl/ 支气管囊肿	bron-cho-cele /ˈbrɒŋkəsiːl/	broncho-cele /ˈbrɒŋkəsiːl/ 支气管－肿大(疝)
bronchomalacia /ˌbrɒŋkəʊməˈleɪʃɪə/ 支气管软化	bron-cho-ma-la-cia /ˌbrɒŋkəʊməˈleɪʃɪə/	broncho-malacia /ˌbrɒŋkəʊməˈleɪʃɪə/ 支气管－软化
bronchomycosis /ˌbrɒŋkəʊmaɪˈkəʊsɪs/ 支气管真菌病	bron-cho-my-co-sis /ˌbrɒŋkəʊmaɪˈkəʊsɪs/	broncho-myc-osis /ˌbrɒŋkəʊmaɪˈkəʊsɪs/ 支气管－霉菌－病
bronchospasm /ˈbrɒŋkəˌspæzəm/ 支气管痉挛	bron-cho-spasm /ˈbrɒŋkəˌspæzəm/	broncho-spasm /ˈbrɒŋkəˌspæzəm/ 支气管－痉挛
bronchostenosis /ˌbrɒŋkəʊstɪˈnəʊsɪs/ 支气管狭窄	bron-cho-ste-no-sis /ˌbrɒŋkəʊstɪˈnəʊsɪs/	broncho-sten-osis /ˌbrɒŋkəʊstɪˈnəʊsɪs/ 支气管－狭窄－病

2）与 pharyng/o（咽）有关的医学术语组块

含 pharyng/o 的医学术语组块	"音节"组块	"构词形"组块
pharyngostenosis /ˌfærɪŋəʊˌstɪˈnəʊsɪs/ 咽狭窄	pha-ryn-go-ste-no-sis /ˌfærɪŋəʊˌstɪˈnəʊsɪs/	pharyngo-stenosis /ˌfærɪŋəʊˌstɪˈnəʊsɪs/ 咽－狭窄
pharyngoplegia /ˌfærɪŋəˈpledʒɪə/ 咽（肌）麻痹	pha-ryn-go-ple-gia /ˌfærɪŋəˈpledʒɪə/	pharyngo-plegia /ˌfərɪŋəˈpledʒɪə/ 咽－麻痹
pharyngorrhagia /ˌfærɪŋəˈreɪdʒɪə/ 咽出血	pha-ryn-go-rrha-gia /ˌfærɪŋəˈreɪdʒɪə/	pharyngo-rrhagia /ˌfærɪŋəˈreɪdʒɪə/ 咽－出血
pharyngosalpingitis /fæˌrɪŋəʊˌsælpɪnˈdʒaɪtɪs/ 咽鼓管炎	pha-ryn-go-sal-pin-gi-tis /fæˌrɪŋəʊˌsælpɪnˈdʒaɪtɪs/	pharyngo-salping-itis /fæˌrɪŋəʊˌsælpɪnˈdʒaɪtɪs/ 咽－咽鼓管－炎症
pharyngemphraxis /ˌfærɪndʒemˈfræksɪs/ 咽阻塞	pha-ryn-gem-phra-xis /ˌfærɪndʒemˈfræksɪs/	pharyng-emphraxis /ˌfærɪndʒemˈfræksɪs/ 咽－阻塞

3）与 laryng/o（喉）有关的医学术语组块

含 laryng/o 的医学术语组块	"音节"组块	"构词形"组块
laryngostenosis /læˌrɪŋəʊstɪˈnəʊsɪs/ 喉狭窄	la-ryn-go-ste-no-sis /læˌrɪŋəʊstɪˈnəʊsɪs/	laryngo-stenosis /læˌrɪŋəʊstɪˈnəʊsɪs/ 喉－狭窄
laryngopyocele /ləˌrɪŋəʊˈpaɪəsiːl/ 喉脓囊肿	la-ryn-go-pyo-cele /ləˌrɪŋəʊˈpaɪəsiːl/	laryngo-pyo-cele /ləˌrɪŋəʊˈpaɪəsiːl/ 喉－脓－肿大
laryngoscope /ləˈrɪŋəskəʊp/ 喉镜	la-ryn-go-scope /ləˈrɪŋəskəʊp/	laryngo-scope /ləˈrɪŋəskəʊp/ 喉－窥镜
laryngoptosis /læˌrɪŋɒpˈtəʊsɪs/ 喉下垂	la-ryn-gop-to-sis /læˌrɪŋɒpˈtəʊsɪs/	laryngo-ptosis /læˌrɪŋɒpˈtəʊsɪs/ 喉－下垂

含 laryng/o 的医学术语组块	"音节"组块	"构词形"组块
laryngocentesis /læˌrɪŋɡəʊsenˈtiːsɪs/ 喉穿刺术	la-ryn-go-cen-te-sis /læˌrɪŋɡəʊsenˈtiːsɪs/	laryngo-centesis /læˌrɪŋɡəʊsenˈtiːsɪs/ 喉－穿刺术

4) 与 pleur/o(胸膜)有关的医学术语组块

含 pleur/o 的医学术语组块	"音节"组块	"构词形"组块
pleuropexy /ˈplʊrəpeksɪ/ 胸膜固定术	pleu-ro-pe-xy /ˈplʊrəpeksɪ/	pleuro-pexy /ˈplʊrəpeksɪ/ 胸膜－固定术
pleuritis /plʊəˈraɪtɪs/ 胸膜炎	pleu-ri-tis /plʊəˈraɪtɪs/	pleur-itis /plʊəˈraɪtɪs/ 胸膜－炎症
pleurocentesis /ˌplʊrəʊsenˈtiːsɪs/ 胸腔穿刺术	pleu-ro-cen-te-sis /ˌplʊrəʊsenˈtiːsɪs/	pleuro-centesis /ˌplʊrəʊsenˈtiːsɪs/ 胸膜-穿刺术
pleurotomy /plʊəˈrɒtəmɪ/ 胸膜切开术	pleu-ro-to-my /plʊəˈrɒtəmɪ/	pleuro-tomy /plʊəˈrɒtəmɪ/ 胸膜－切开术
pleurorrhea /ˌplʊrəˈriːə/ 胸膜腔渗液	pleu-ro-rrhea /ˌplʊrəˈriːə/	pleuro-rrhea /ˌplʊrəˈriːə/ 胸膜－溢液

5) 与 pneum/o(肺,气体)有关的医学术语组块

含 pneum/o 的医学术语组块	"音节"组块	"构词形"组块
pneumonia /njuːˈməʊnɪə/ 肺炎	pneu-mo-nia /njuːˈməʊnɪə/	pneumon-ia /njuːˈməʊnɪə/ 肺－病理状况

续表

含 pneum/o 的医学术语组块	"音节"组块	"构词形"组块
pneumocentesis /ˌnjuːməʊˌsenˈtiːsɪs/ 肺穿刺术	pneu-mo-cen-te-sis /ˌnjuːməʊˌsenˈtiːsɪs/	pneumo-centesis /ˌnjuːməʊˌsenˈtiːsɪs/ 肺－穿刺术
pneumomelanosis /ˌnjuːməʊˌmeləˈnəʊsɪs/ 肺黑变病	pneu-mo-me-la-no-sis /ˌnjuːməʊˌmeləˈnəʊsɪs/	pneumo-melan-osis /ˌnjuːməʊˌmeləˈnəʊsɪs/ 肺－黑色－病
pneumoconiosis /ˌnjuːməʊkəʊnɪˈəʊsɪs/ 尘肺症	pneu-mo-co-ni-o-sis /ˌnjuːməʊkəʊnɪˈəʊsɪs/	pneumo-coni-osis /ˌnjuːməʊkəʊnɪˈəʊsɪs/ 肺－粉尘－病
pneumomalacia /ˌnjuːməʊməˈleɪʃɪə/ 肺软化	pneu-mo-ma-la-cia /ˌnjuːməʊməˈleɪʃɪə/	pneumo-malacia /ˌnjuːməʊməˈleɪʃɪə/ 肺－软化

6) 与 rhin/o(鼻)有关的医学术语组块

含 rhin/o 的医学术语组块	"音节"组块	"构词形"组块
rhinophyma /ˌraɪnəˈfaɪmə/ 肥大性酒渣鼻	rhi-no-phy-ma /ˌraɪnəˈfaɪmə/	rhino-phyma /ˌraɪnəˈfaɪmə/ 鼻－肿块
rhinostenosis /ˌraɪnəʊstɪˈnəʊsɪs/ 鼻腔狭窄	rhi-no-ste-no-sis /ˌraɪnəʊstɪˈnəʊsɪs/	rhino-stenosis /ˌraɪnəʊstɪˈnəʊsɪs/ 鼻腔－狭窄
rhinorrhea /ˌraɪnəˈriːə/ 鼻液溢	rhi-no-rrhea /ˌraɪnəˈriːə/	rhino-rrhea /ˌraɪnəˈriːə/ 鼻－液溢
rhinitis /raɪˈnaɪtɪs/ 鼻炎	rhi-ni-tis /raɪˈnaɪtɪs/	rhin-itis /raɪˈnaɪtɪs/ 鼻－炎症
rhinosinusitis /ˌraɪnəˌsaɪnəˈsaɪtɪs/ 鼻窦炎	rhi-no-si-nu-si-tis /ˌraɪnəˌsaɪnəˈsaɪtɪs/	rhino-sinus-itis /ˌraɪnəˌsaɪnəˈsaɪtɪs/ 鼻－窦－炎症

7) 与 thorac/o (胸) 或-thorax (胸) 有关的医学术语组块

含 thorac/o 或-thorax 的医学术语组块	"音节"组块	"构词形"组块
pneumothorax /ˌnjuːməʊˈθɔːræks/ 气胸	pneu-mo-tho-rax /ˌnjuːməʊˈθɔːræks/	pneumo-thorax /ˌnjuːməʊˈθɔːræks/ 气—胸
pyothorax /ˌpaɪəʊˈθɔːræks/ 脓胸	pyo-tho-rax /ˌpaɪəʊˈθɔːræks/	pyo-thorax /ˌpaɪəʊˈθɔːræks/ 脓—胸
hydrothorax /ˌhaɪdrəʊˈθɔːræks/ 水胸	hy-dro-tho-rax /ˌhaɪdrəʊˈθɔːræks/	hydro-thorax /ˌhaɪdrəʊˈθɔːræks/ 水—胸
thoracocyllosis /ˌθɔːrəkəʊsaɪˈləʊsɪs/ 胸畸形	tho-ra-co-cy-llo-sis /ˌθɔːrəkəʊsaɪˈləʊsɪs/	thoraco-cyllosis /ˌθɔːrəkəʊsaɪˈləʊsɪs/ 胸—畸形
thoracolysis /ˌθɔːrəˈkɒlɪsɪs/ 胸壁粘连松解术	tho-ra-co-ly-sis /ˌθɔːrəˈkɒlɪsɪs/	thoraco-lysis /ˌθɔːrəˈkɒlɪsɪs/ 胸—溶解, 松解
hemothorax /ˌhiːməʊˈθɔːræks/ 血胸	he-mo-tho-rax /ˌhiːməʊˈθɔːræks/	hemo-thorax /ˌhiːməʊˈθɔːræks/ 血—胸
thoracentesis /ˌθɔːrəsenˈtiːsɪs/ 胸腔穿刺术	tho-ra-cen-te-sis /ˌθɔːrəsenˈtiːsɪs/	thora-centesis /ˌθɔːrəsenˈtiːsɪs/ 胸腔—穿刺术

8) 与 trache/o (气管) 有关的医学术语组块

含 trache/o 的医学术语组块	"音节"组块	"构词形"组块
tracheotomy /ˌtreɪkɪˈɒtəmɪ/ 气管切开术	tra-che-o-to-my /ˌtreɪkɪˈɒtəmɪ/	tracheo-tomy /ˌtreɪkɪˈɒtəmɪ/ 气管—切开术
tracheorrhaphy /ˌtreɪkɪˈɒrəfɪ/ 气管缝合术	tra-che-o-rrha-phy /ˌtreɪkɪˈɒrəfɪ/	tracheo-rrhaphy /ˌtreɪkɪˈɒrəfɪ/ 气管—缝合术

续表

含 trache/o 的医学术语组块	"音节"组块	"构词形"组块
tracheostenosis /ˌtreɪkɪəʊˌstɪˈnəʊsɪs/ 气管狭窄	tra-cheo-ste-no-sis /ˌtreɪkɪəʊˌstɪˈnəʊsɪs/	tracheo-stenosis /ˌtreɪkɪəʊˌstɪˈnəʊsɪs/ 气管－狭窄
tracheoplasty /ˈtreɪkɪəˌplæstɪ/ 气管成形术	tra-cheo-pla-sty /ˈtreɪkɪəˌplæstɪ/	tracheo-plasty /ˈtreɪkɪəˌplæstɪ/ 气管－成形术
tracheopathy /ˌtreɪkɪˈɒpəθɪ/ 气管病	tra-che-o-pa-thy /ˌtreɪkɪˈɒpəθɪ/	tracheo-pathy /ˌtreɪkɪˈɒpəθɪ/ 气管－病

9) 与-pnea (呼吸) 有关的医学术语组块

含-pnea 的医学术语组块	"音节"组块	"构词形"组块
bromopnea /ˌbrəʊməpˈnɪə/ 口臭	bro-mo-pnea /ˌbrəʊməpˈnɪə/	bromo-pnea /ˌbrəʊməpˈnɪə/ 溴－呼吸
oligopnea /ˌɒlɪgɒpˈnɪə/ 肺换气不足	oli-go-pnea /ˌɒlɪgɒpˈnɪə/	oligo-pnea /ˌɒlɪgɒpˈnɪə/ 少－呼吸
tachypnea /ˌtækɪpˈnɪə/ 呼吸急促	ta-chy-pnea /ˌtækɪpˈnɪə/	tachy-pnea /ˌtækɪpˈnɪə/ 急促－呼吸
dyspnea /dɪspˈnɪə/ 呼吸困难	dys-pnea /dɪspˈnɪə/	dys-pnea /dɪspˈnɪə/ 困难－呼吸
eupnea /juː pˈnɪə/ 正常呼吸	eu-pnea /juː pˈnɪə/	eu-pnea /juː pˈnɪə/ 正常－呼吸

续表

含-pnea 的医学术语组块	"音节"组块	"构词形"组块
apnea /æpˈnɪə/ 无呼吸;呼吸暂停	a-pnea /æpˈnɪə/	a-pnea /æpˈnɪə/ 无-呼吸
orthopnea /ɔːθɒpˈnɪə/ 端坐呼吸	or-tho-pnea /ɔːθɒpˈnɪə/	ortho-pnea /ɔːθɒpˈnɪə/ 正位/直-呼吸

10) 与 capn/o(二氧化碳)有关的医学术语组块

含 capn/o 的医学术语组块	"音节"组块	"构词形"组块
acapnia /əˈkæpnɪə/ 缺碳酸血症	a-cap-nia /əˈkæpnɪə/	a-capn-ia /əˈkæpnɪə/ 无-二氧化碳-情况
hypercapnia /ˌhaɪpəˈkæpnɪə/ 血碳酸过多症	hy-per-cap-nia /ˌhaɪpəˈkæpnɪə/	hyper-capn-ia /ˌhaɪpəˈkæpnɪə/ 高-二氧化碳-情况
capnometer /kæpˈnɒmɪtə/ 二氧化碳监测仪	cap-no-me-ter /kæpˈnɒmɪtə/	capno-meter /kæpˈnɒmɪtə/ 二氧化碳-测量仪
hypocapnia /ˌhaɪpəʊˈkæpnɪə/ 低碳酸血症	hy-po-cap-nia /ˌhaɪpəʊˈkæpnɪə/	hypo-capn-ia /ˌhaɪpəʊˈkæpnɪə/ 低-二氧化碳-情况

11) 与 ox/o(氧气)有关的医学术语组块

含 ox/o 的医学术语组块	"音节"组块	"构词形"组块
hypoxia /haɪˈpɒksɪə/ 低氧	hy-po-xia /haɪˈpɒksɪə/	hyp-ox-ia /haɪˈpɒksɪə/ 低-氧气-情况

续表

含 ox/o 的医学术语组块	"音节"组块	"构词形"组块
hypoxemia /ˌhaɪpɒkˈsiːmɪə/ 血氧不足	hy-po-xe-mia /ˌhaɪpɒkˈsiːmɪə/	hyp-ox-emia /ˌhaɪpɒkˈsiːmɪə/ 低－氧气－血症
anoxia /əˈnɒksɪə/ 缺氧症	a-no-xia /əˈnɒksɪə/	an-ox-ia /əˈnɒksɪə/ 无－氧－情况
oxyhemoglobin /ˌɒksɪˌhiːməʊˈɡləʊbɪn/ 氧合血红蛋白	o-xy-he-mo-glo-bin /ˌɒksɪˌhiːməʊˈɡləʊbɪn/	oxy-hemo-globin /ˌɒksɪˌhiːməʊˈɡləʊbɪn/ 氧气－血－球蛋白
oximetry /ɒkˈsɪmɪtrɪ/ 血氧测定法	o-xi-me-try /ɒkˈsɪmɪtrɪ/	oxi-metry /ɒkˈsɪmɪtrɪ/ 氧气－测定法
oximeter /ɒkˈsɪmɪtə/ 血氧计	o-xi-me-ter /ɒkˈsɪmɪtə/	oxi-meter /ɒkˈsɪmɪtə/ 氧气－测量仪

6.3 骨骼肌肉系统

6.3.1 骨骼肌肉系统简介

骨骼肌肉系统(Musculoskeletal System)由骨骼、肌肉、肌腱、关节、韧带、软骨和结缔组织组成。人体的骨骼具有支持躯体、保护体内重要脏器、供肌肉附着、造血、维持矿物质平衡等功能。按所在部位不同,骨骼系统分为中轴骨骼(axial skeleton)和附肢骨骼(appendicular skeleton)两部分。肌肉组织的主要特征是其收缩能力。肌肉有三种:心脏的肌肉称为"心肌"(cardiac muscle),正是由于它的收缩与舒张,才保证了心脏的不断跳动;在血管、胃肠、膀胱、子宫、支气管等部位的肌肉称为"平滑肌"(smooth muscle),平滑肌伸展性较大;骨骼肌(skeletal muscle)主要通过肌腱(tendon)固定在骨骼上。骨骼肌能够根据人的意志随意运动,所以又称为"随意肌"(voluntary muscle);心肌和平滑肌不受自我意志的控制,所以又称为"不随意肌"(involuntary muscle)。

6.3.2 常见词根词缀及其记忆要点

词根词缀	英文意思	词例	记忆要点
crani/o	skull	craniotomy	crani/o（颅骨）的读音/ˈkreɪnɪə/类似"可累着你哦"，可联想到"颅骨位于头部，头部用于思考棘手问题，因此比较累"。
mandibul/o	mandible	mandibulectomy	mandibul/o（下颌骨）与 maxill/o（上颌骨）均表示"颌骨"，所以可以组块后记忆。
maxill/o	maxilla	maxillary	
stern/o	sternum	sternohyoid	可以将 stern/o（胸骨）按音节组块为 ster-no，然后加以记忆。
scapul/o	scapula	scapulary	scapul/o（肩胛骨）与 clavicul/o（锁骨）解剖上为比邻结构，二者可组块后记忆。由 scapul/o（肩胛骨）中含有的 cap（帽子）字母组合联想到"肩胛骨像帽子扣在肩部"，由 clavicul/o（锁骨）拼写中含有的 v 字母联想到"v 字形衣领（collar）"，锁骨也称为 collar bone。
clavicul/o	clavicle	clavicular	
cost/o	rib	costalgia	由 cost/o（肋骨）拼写中所含的字母组合 cost 可联想到"费用"，进而联想到"如果肋骨骨折，手术费用不低"。
pelv/o	pelvis, hipbone	pelvic	pelv/o（盆骨）首字母组合 pel 发音/pel/听起来像 pen（盆），然后联想到"盆骨"。
ili/o	ilium	iliotibial	ili/o（髂骨）、pub/o（耻骨）与 ischi/o（坐骨）均为骨盆骨，因此可以组块对比记忆。 由 ili/o（髂骨）联想到 ile/o（回肠），二者读音相同，拼写不同，区别在于所含字母 i 和字母 e，可联想为"字母 e 手写时，先是一横，然后向左上，再左下，最后向右绕回到原点"，因此，可以联想到 ile/o 为"回肠"，而 ili/o 则代表"髂骨"。
pub/o	pubis	pubic	由 pub/o 中所含的 pub 字母组合可联想到 public，进而联想到"将耻骨暴露在公共场合会感到羞耻"。
ischi/o	ischium	ischiorectal	ischi/o 首字母组合 is 发音听起来像"椅子"，联想到"椅子是用来就坐的工具"，进而联想到"坐骨"。

续表

词根词缀	英文意思	词例	记忆要点
uln/o	ulna	ulnaris	uln/o（尺骨）与 radi/o（桡骨）为解剖比邻，内尺外桡，可将二者组块记忆。"桡"字的汉语拼音 rao 与 radi/o 拼写有些类似，因此，可将 radi/o 联想为"桡骨"。
radi/o	radius	ulnoradial	
carp/o	wrist	carpal	carp/o（腕）与 tars/o（踝）二者都位于腕部，carp/o 位于手腕，tars/o 位于脚腕，因此，可以将二者组块对比记忆。metacarp/o（手掌骨）与 carp/o（腕）为近形组块，metatars/o（脚掌骨）与 tars/o（踝）为近形组块。
tars/o	tarsals	tarsoptosis	
metacarp/o	metacarpus	metacarpal	
metatars/o	metatarsus	metatarsal	
phalang/o	phalanges	phalangeal	可以将 phalang/o（指骨）拆分为 pha-lan-go 三个音节组块后记忆。
sacr/o	sacrum	sacrococcygeal	sacr/o（骶骨）与 coccyg/o（尾骨）比邻，可将二者组块后记忆。可以将 sacr/o 拆分为 sac-ro 两个音节组块后记忆，将 coccyg/o 拆分为 coc-cy-go 三个音节组块后记忆。
coccyg/o	coccyx	coccygeal	
spondyl/o	vertebra	spondylitis	spondyl/o 与 vertebr/o 为同义构词形组块，均表示"椎骨"。
vertebr/o	vertebra	vertebral	
humer/o	humerus	humeral	humer/o（肱骨）与 femor/o（股骨）都是肢体最长的骨头，humer/o 位于上肢，femor/o 位于下肢，而且二者拼写相近，由 humer/o 中字母 h 联想到 hand，因此 humer/o 位于上肢，表示"肱骨"，由 femor/o 中字母 f 联想到 foot，因此，femor/o 位于下肢，表示"股骨"，可以将二者组块对比记忆。另外，humer/o（肱骨）的发音/ˈhjuːmərəʊ/与 humorous（幽默）发音/ˈhjuːmərəs/类似，可以将 humer/o（肱骨）与 humorous（幽默的）组块记忆。
femor/o	femur	femorocele	

续表

词根词缀	英文意思	词例	记忆要点
patell/o	patella	patellectomy	patell/o(髌骨)中字母组合可拆分为 pa(怕)-tell(告诉),联想为"怕告诉你膝盖疼痛的事情"。
tibi/o	tibia	tibial	tibi/o(胫骨)与 fibul/o(腓骨)比邻,内胫外腓。fibul/o 首字母组合 fi,发音与腓(fei)类似,因此联想到"腓骨"。
fibul/o	fibula	fibulin	
oste/o	bone	osteomyelitis	oste/o 表示"骨",chondr/o 表示"软骨",二者可组块在一起记忆。oste/o 词素的首字母 o 形似孔洞,联想到"骨质多孔"。
chondr/o	cartilage	chondroma	
myel/o	bone marrow	myelitis	可将 myel/o(骨髓)词素按音节拆分为 my-e-lo 三个音节组块后加以记忆。
arthr/o	joint	osteoarthritis	可将 arthr/o 词素按音节拆分为 arth-ro 两个音节组块后记忆。
burs/o	bursa	bursotomy	可将 burs/o(黏液囊、滑膜囊)按音节组块为 bur-so,然后加以记忆。
ten/o	tendon	tenorrhaphy	ten/o(肌腱)与 syndesm/o(韧带)或 ligament/o(韧带)同属于骨骼肌肉系统的附件,可组块后记忆。
syndesm/o ligament/o	ligament	syndesmectopia ligamentous	
muscul/o	muscle	muscular	muscul/o 与 my/o 为同义词素组块,均表示"肌肉"。
my/o	muscle	myoma	
-algia	pain in fibrous tissue	arthralgia	-algia 与 -dynia 都表达"疼痛",二者为同义异形组块。
-dynia	pain	gastrodynia	
-desis	surgical fixation	pleurodesis	-desis(固定术)首字母组合 de 的读音/di:/类似 ding(定),再联想到"固定"。

续表

词根词缀	英文意思	词例	记忆要点
-tomy	to cut into	laparotomy	-tomy（切开术）、-ectomy（切除术）与-stomy（造口术）拼写大同小异，都含有-tomy，三者为近形组块。-tomy拼写最简单，手术过程也最简单，表示"切开"；-ectomy的拼写比-tomy（切开术）多了字母e（exit-取除），可将-ectomy联想为"切开+取除"，故为"切除术"之意；-stomy拼写比-tomy（切开术）多了s，由字母s联想到S造型，再联想到"造口术"。
-ectomy	surgical removal or excision	appendectomy	
-ostomy	creating an opening	gastrojejunostomy	

6.3.3 常见医学术语组块

1）与 acr/o（肢端）有关的医学术语组块

含 acr/o 的医学术语组块	"音节"组块	"构词形"组块
acrodynia /ˌækrəˈdɪnɪə/ 肢端痛	ac-ro-dy-nia /ˌækrəˈdɪnɪə/	acro-dynia /ˌækrəˈdɪnɪə/ 肢端－痛
acrocyanosis /ˌækrəʊsaɪəˈnəʊsɪs/ 肢端发绀症	ac-ro-cya-no-sis /ˌækrəʊsaɪəˈnəʊsɪs/	acro-cyan-osis /ˌækrəʊsaɪəˈnəʊsɪs/ 肢端－发绀－症
acromegaly /ˌækrəʊˈmegəlɪ/ 肢端肥大症	ac-ro-me-ga-ly /ˌækrəʊˈmegəlɪ/	acro-megaly /ˌækrəʊˈmegəlɪ/ 肢端－增大
acroarthritis /ˌækrəʊɑːˈθraɪtɪs/ 肢关节炎	ac-ro-arth-ri-tis /ˌækrəʊɑːˈθraɪtɪs/	acro-arthr-itis /ˌækrəʊɑːˈθraɪtɪs/ 肢－关节－炎症
acroanesthesia /ˌækrəʊˌænɪsˈθiːzjə/ （四）肢麻木	ac-ro-a-nes-the-sia /ˌækrəʊˌænɪsˈθiːzjə/	acro-anesthes-ia /ˌækrəʊˌænɪsˈθiːzjə/ （四）肢－麻木－情况

2) 与 arthr/o(关节)有关的医学术语组块

含 arthr/o 的医学术语	"音节"组块	"构词形"组块
arthrosclerosis /ˌɑːθrəʊˌsklɪəˈrəʊsɪs/ 关节硬化	arth-ro-scle-ro-sis /ˌɑːθrəʊˌsklɪəˈrəʊsɪs/	arthro-scler-osis /ˌɑːθrəʊˌsklɪəˈrəʊsɪs/ 关节－硬化－病
arthralgia /ɑːˈθrældʒɪə/ 关节痛	arth-ral-gia /ɑːˈθrældʒɪə/	arthr-algia /ɑːˈθrældʒɪə/ 关节－痛
arthritis /ɑːˈθraɪtɪs/ 关节炎	arth-ri-tis /ɑːˈθraɪtɪs/	arthr-itis /ɑːˈθraɪtɪs/ 关节－炎症
arthrocentesis /ˌɑːθrəʊˌsenˈtiːsɪs/ 关节穿刺术	arth-ro-cen-te-sis /ˌɑːθrəʊˌsenˈtiːsɪs/	arthro-centesis /ˌɑːθrəʊˌsenˈtiːsɪs/ 关节－穿刺术
arthroxerosis /ˌɑːθrəʊˌzɪəˈrəʊsɪs/ 关节干燥症	arth-ro-xe-ro-sis /ˌɑːθrəʊˌzɪəˈrəʊsɪs/	arthro-xer-osis /ˌɑːθrəʊˌzɪəˈrəʊsɪs/ 关节－干燥－病

3) 与 burs/o(黏液囊)有关的医学术语组块

含 burs/o 的医学术语组块	"音节"组块	"构词形"组块
bursitis /bɜːˈsaɪtɪs/ 黏液囊炎,滑囊炎	bur-si-tis /bɜːˈsaɪtɪs/	burs-itis /bɜːˈsaɪtɪs/ 黏液囊/滑囊－炎症
bursolith /ˈbɜːsəlɪθ/ 黏液囊石	bur-so-lith /ˈbɜːsəlɪθ/	burso-lith /ˈbɜːsəlɪθ/ 黏液囊－石
bursectomy /bəˈsektəmɪ/ 黏液囊切除术	bur-sec-to-my /bəˈsektəmɪ/	burs-ectomy /bəˈsektəmɪ/ 黏液囊－切除术
bursopathy /bɜːˈsɒpəθɪ/ 滑囊病,黏液囊病	bur-so-pa-thy /bɜːˈsɒpəθɪ/	burso-pathy /bɜːˈsɒpəθɪ/ 黏液囊/滑囊－病

续表

含 burs/o 的医学术语组块	"音节"组块	"构词形"组块
bursotomy /bɜːˈsɒtəmɪ/ 黏液囊切开术	bur-so-to-my /bɜːˈsɒtəmɪ/	burso-tomy /bɜːˈsɒtəmɪ/ 黏液囊－切开术

4) 与 carp/o(腕)有关的医学术语组块

含 carp/o 的医学术语组块	"音节"组块	"构词形"组块
carpopedal /ˌkɑːpəˈpedəl/ 腕足的	car-po-pe-dal /ˌkɑːpəˈpedəl/	carpo-ped-al /ˌkɑːpəˈpedəl/ 腕－足－有关……的
carpitis /kɑːˈpaɪtɪs/ 腕关节炎	car-pi-tis /kɑːˈpaɪtɪs/	carp-itis /kɑːˈpaɪtɪs/ 腕－炎症
carpectomy /kɑːˈpektəmɪ/ 腕骨切除术	car-pec-to-my /kɑːˈpektəmɪ/	carp-ectomy /kɑːˈpektəmɪ/ 腕－切除术
metacarpal /ˌmetəˈkɑːpəl/ 掌的;掌骨	me-ta-car-pal /ˌmetəˈkɑːpəl/	meta-carp-al /ˌmetəˈkɑːpəl/ 超过－腕－有关……的
carpoptosis /ˌkɑːpəpˈtəʊsɪs/ 腕下垂	car-pop-to-sis /ˌkɑːpəpˈtəʊsɪs/	carpo-ptosis /ˌkɑːpəpˈtəʊsɪs/ 腕－下垂

5) 与 cheir/o 或 chir/o(手)有关的医学术语组块

含 cheir/o 或 chir/o 的医学术语组块	"音节"组块	"构词形"组块
cheirognostic /ˌkaɪrəgˈnɒstɪk/ 能辨别左右的	chei-ro-gnos-tic /ˌkaɪrəgˈnɒstɪk/	cheiro-gnost-ic /ˌkaɪrəgˈnɒstɪk/ 手－认知－有关……的

含 cheir/o 或 chir/o 的医学术语组块	"音节"组块	"构词形"组块
chirobrachialgia /ˌkaɪrəʊˌbreɪkɪˈældʒɪə/ 手臂麻痛	chi-ro-bra-chi-al-gia /ˌkaɪrəʊˌbreɪkɪˈældʒɪə/	chiro-brachi-algia /ˌkaɪrəʊˌbreɪkɪˈældʒɪə/ 手－臂－痛
cheiropompholyx /ˌkaɪrəˈpɒmfəlɪks/ 汗疱	chei-ro-pom-pho-lyx /ˌkaɪrəˈpɒmfəlɪks/	cheiro-pompholyx /ˌkaɪrəˈpɒmfəlɪks/ 手－汗疱
cheirarthritis /ˌkaɪrɑːˈθraɪtɪs/ 手关节炎	chei-rarth-ri-tis /ˌkaɪrɑːˈθraɪtɪs/	cheir-arthr-itis /ˌkaɪrɑːˈθraɪtɪs/ 手－关节－炎症
cheiropodalgia /ˌkaɪrəʊpəˈdældʒɪə/ 手足痛	chei-ro-po-dal-gia /ˌkaɪrəʊpəˈdældʒɪə/	cheiro-pod-algia /ˌkaɪrəʊpəˈdældʒɪə/ 手－足－痛

6)与 chondr/o(软骨)有关的医学术语组块

含 chondr/o 的医学术语组块	"音节"组块	"构词形"组块
chondrophyte /ˈkɒndrəʊfaɪt/ 软骨疣	chon-dro-phyte /ˈkɒndrəʊfaɪt/	chondro-phyte /ˈkɒndrəʊfaɪt/ 软骨－增生
chondromalacia /ˌkɒndrəʊməˈleɪʃɪə/ 软骨软化	chon-dro-ma-la-cia /ˌkɒndrəʊməˈleɪʃɪə/	chondro-malacia /ˌkɒndrəʊməˈleɪʃɪə/ 软骨－软化
chondrocyte /ˈkɒndrəʊsaɪt/ 软骨细胞	chon-dro-cyte /ˈkɒndrəʊsaɪt/	chondro-cyte /ˈkɒndrəʊsaɪt/ 软骨－细胞
chondrosarcoma /ˌkɒndrəʊsɑːˈkəʊmə/ 软骨肉瘤	chon-dro-sar-co-ma /ˌkɒndrəʊsɑːˈkəʊmə/	chondro-sarc-oma /ˌkɒndrəʊsɑːˈkəʊmə/ 软骨－肉－瘤
chondrodysplasia /ˌkɒndrəʊˌdɪsˈpleɪzɪə/ 软骨发育异常	chon-dro-dys-pla-sia /ˌkɒndrəʊˌdɪsˈpleɪzɪə/	chondro-dys-plasia /ˌkɒndrəʊˌdɪsˈpleɪzɪə/ 软骨－不良－生长/发育

7）与 cost/o（肋骨）有关的医学术语组块

含 cost/o 的医学术语组块	"音节"组块	"构词形"组块
costotomy /kɒsˈtɒtəmɪ/ 肋骨切开术	cos-to-to-my /kɒsˈtɒtəmɪ/	costo-tomy /kɒsˈtɒtəmɪ/ 肋骨－切开术
costosternoplasty /ˌkɒstəʊˈstɜːnəˌplæstɪ/ 肋骨胸骨成形术	cos-to-ster-no-plas-ty /ˌkɒstəʊˈstɜːnəˌplæstɪ/	costo-sterno-plasty /ˌkɒstəʊˈstɜːnəˌplæstɪ/ 肋骨－胸骨－成形术
costochondritis /ˌkɒstəʊkɒnˈdraɪtɪs/ 肋软骨炎	cos-to-chon-dri-tis /ˌkɒstəʊkɒnˈdraɪtɪs/	costo-chondr-itis /ˌkɒstəʊkɒnˈdraɪtɪs/ 肋骨－软骨－炎症
costalgia /kɒsˈtældʒɪə/ 肋骨痛，肋痛	cos-tal-gia /kɒsˈtældʒɪə/	cost-algia /kɒsˈtældʒɪə/ 肋骨－痛
costotome /ˈkɒstətəʊm/ 肋骨刀	cos-to-tome /ˈkɒstətəʊm/	costo-tome /ˈkɒstətəʊm/ 肋骨－刀

8）与 fasci/o（筋膜）有关的医学术语组块

含 fasci/o 的医学术语组块	"音节"组块	"构词形"组块
fasciorrhaphy /ˌfæʃɪˈɒrəfɪ/ 筋膜缝合术	fa-sci-o-rrha-phy /ˌfæʃɪˈɒrəfɪ/	fascio-rrhaphy /ˌfæʃɪˈɒrəfɪ/ 筋膜－缝合术
fasciectomy /ˌfæʃɪˈektəmɪ/ 筋膜切除术	fa-sci-ec-to-my /ˌfæʃɪˈektəmɪ/	fasci-ectomy /ˌfæʃɪˈektəmɪ/ 筋膜－切除术
fascioplasty /ˈfæʃɪəˌplæstɪ/ 筋膜成形术	fa-scio-plas-ty /ˈfæʃɪəˌplæstɪ/	fascio-plasty /ˈfæʃɪəˌplæstɪ/ 筋膜－成形术
fascitis /fəˈsaɪtɪs/ 筋膜炎	fa-sci-tis /fəˈsaɪtɪs/	fasc-itis /fəˈsaɪtɪs/ 筋膜－炎症

续表

含 fascio 的医学术语组块	"音节"组块	"构词形"组块
fasciotomy /ˌfæʃɪˈɒtəmɪ/ 筋膜切开术	fa-sci-o-to-my /ˌfæʃɪˈɒtəmɪ/	facio-tomy /ˌfæʃɪˈɒtəmɪ/ 筋膜-切开术

9) 与 kinesio(运动)有关的医学术语组块

含 kinesio 的医学术语组块	"音节"组块	"构词形"组块
dyskinesia /ˌdɪskɪˈniːzɪə/ 运动障碍	dys-ki-ne-sia /ˌdɪskɪˈniːzɪə/	dys-kines-ia /ˌdɪskɪˈniːzɪə/ 障碍-运动-病
kinesia /kɪˈniːsɪə/ 晕动病	ki-ne-sia /kɪˈniːsɪə/	kines-ia /kɪˈniːsɪə/ 运动-病
hyperkinesia /ˌhaɪpəkaɪˈniːzɪə/ 运动机能亢进	hy-per-ki-ne-sia /ˌhaɪpəkaɪˈniːzɪə/	hyper-kines-ia /ˌhaɪpəkaɪˈniːzɪə/ 超过-运动-病
kinesalgia /ˌkɪneˈsældʒɪə/ 肌动痛	ki-ne-sal-gia /ˌkɪneˈsældʒɪə/	kines-algia /ˌkɪneˈsældʒɪə/ 运动-痛
bradykinesia /ˌbrædɪkɪˈniːsɪə/ 运动徐缓	bra-dy-ki-ne-sia /ˌbrædɪkɪˈniːsɪə/	brady-kines-ia /ˌbrædɪkɪˈniːsɪə/ 缓慢-运动-情况

10) 与 synovio(滑膜)有关的医学术语组块

含 synovio 的医学术语组块	"音节"组块	"构词形"组块
synovectomy /ˌsɪnəˈvektəmɪ/ 滑膜切除术	sy-no-vec-to-my /ˌsɪnəˈvektəmɪ/	synov-ectomy /ˌsɪnəˈvektəmɪ/ 滑膜-切除术

续表

含 synovi/o 的医学术语组块	"音节"组块	"构词形"组块
synovioblast /sɪˈnəʊvɪəblæst/ 成滑膜细胞	sy-no-vio-blast /sɪˈnəʊvɪəblæst/	synovio-blast /sɪˈnəʊvɪəblæst/ 滑膜－成……细胞
synovioma /sɪˌnəʊvɪˈəʊmə/ 滑膜瘤	sy-no-vi-o-ma /sɪˌnəʊvɪˈəʊmə/	synovi-oma /sɪˌnəʊvɪˈəʊmə/ 滑膜－瘤
synovitis /ˌsɪnəˈvaɪtɪs/ 滑膜炎	sy-no-vi-tis /ˌsɪnəˈvaɪtɪs/	synov-itis /ˌsɪnəˈvaɪtɪs/ 滑膜－炎症
synoviosarcoma /sɪˌnəʊvɪəʊˌsɑːˈkəʊmə/ 滑膜肉瘤	sy-no-vio-sar-co-ma /sɪˌnəʊvɪəʊˌsɑːˈkəʊmə/	synovio-sarc-oma /sɪˌnəʊvɪəʊˌsɑːˈkəʊmə/ 滑膜－肉－瘤

11）与 tars/o（跗骨）有关的医学术语组块

含 tars/o 的医学术语组块	"音节"组块	"构词形"组块
tarsoclasis /tɑːˈsɒkləsɪs/ 跗骨折骨术	tar-so-cla-sis /tɑːˈsɒkləsɪs/	tarso-clasis /tɑːˈsɒkləsɪs/ 跗骨－骨折
tarsomegaly /ˌtɑːsəʊˈmegəlɪ/ 巨跟骨	tar-so-me-ga-ly /ˌtɑːsəʊˈmegəlɪ/	tarso-megaly /ˌtɑːsəʊˈmegəlɪ/ 跗骨－增大
tarsitis /tɑːˈsaɪtɪs/ 跗骨炎	tar-si-tis /tɑːˈsaɪtɪs/	tars-itis /tɑːˈsaɪtɪs/ 跗骨－炎症
tarsoptosis /ˌtɑːsəpˈtəʊsɪs/ 扁平足	tar-so-pto-sis /ˌtɑːsəpˈtəʊsɪs/	tarso-ptosis /ˌtɑːsəpˈtəʊsɪs/ 跗骨－下垂
tarsotomy /tɑːˈsɒtəmɪ/ 跗骨切开术	tar-so-to-my /tɑːˈsɒtəmɪ/	tarso-tomy /tɑːˈsɒtəmɪ/ 跗骨－切开术

12) 与 rachi/o (脊柱) 有关的医学术语组块

含 rachi/o 的医学术语组块	"音节"组块	"构词形"组块
rachitis /rəˈkaɪtɪs/ 脊柱炎	ra-chi-tis /rəˈkaɪtɪs/	rach-itis /rəˈkaɪtɪs/ 脊柱-炎症
rachiocentesis /ˌreɪkɪəʊˌsenˈtiːsɪs/ 椎管穿刺	ra-chio-cen-te-sis /ˌreɪkɪəʊˌsenˈtiːsɪs/	rachio-centesis /ˌreɪkɪəʊˌsenˈtiːsɪs/ 椎管-穿刺术
rachigraph /ˈreɪkɪɡrɑːf/ 脊柱描记器	ra-chi-graph /ˈreɪkɪɡrɑːf/	rachi-graph /ˈreɪkɪɡrɑːf/ 脊柱-描记器
rachischisis /rəˈkɪskɪsɪs/ 脊柱裂	ra-chis-chi-sis /rəˈkɪskɪsɪs/	rachi-schisis /rəˈkɪskɪsɪs/ 脊柱-裂开
rachiotomy /ˌreɪkɪˈɒtəmɪ/ 脊柱切开术	ra-chi-o-to-my /ˌreɪkɪˈɒtəmɪ/	rachio-tomy /ˌreɪkɪˈɒtəmɪ/ 脊柱-切开术

13) 与 my/o (肌肉) 有关的医学术语组块

含 my/o 的医学术语组块	"音节"组块	"构词形"组块
myoblastoma /ˌmaɪəblæsˈtəʊmə/ 成肌细胞瘤	myo-blas-to-ma /ˌmaɪəblæsˈtəʊmə/	myo-blast-oma /ˌmaɪəblæsˈtəʊmə/ 肌-成……细胞-瘤
myorrhexis /ˌmaɪəˈreksɪs/ 肌断裂	myo-rrhe-xis /ˌmaɪəˈreksɪs/	myo-rrhexis /ˌmaɪəˈreksɪs/ 肌-破裂
myorrhaphy /maɪˈɒrəfɪ/ 肌缝合术	my-o-rrha-phy /maɪˈɒrəfɪ/	myo-rrhaphy /maɪˈɒrəfɪ/ 肌-缝合术
myospasm /ˈmaɪəʊˌspæzm/ 肌痉挛	myo-spasm /ˈmaɪəʊˌspæzm/	myo-spasm /ˈmaɪəʊˌspæzm/ 肌-痉挛

续表

含 my/o 的医学术语组块	"音节"组块	"构词形"组块
myosclerosis /ˌmaɪəʊsklɪəˈrəʊsɪs/ 肌硬化	myo-scle-ro-sis /ˌmaɪəʊsklɪəˈrəʊsɪs/	myo-scler-osis /ˌmaɪəʊsklɪəˈrəʊsɪs/ 肌－硬化－病

14) 与 oste/o(骨)有关的医学术语组块

含 oste/o 的医学术语组块	"音节"组块	"构词形"组块
osteomyelitis /ˌɒstɪəʊˌmaɪəˈlaɪtɪs/ 骨髓炎	os-teo-mye-li-tis /ˌɒstɪəʊˌmaɪəˈlaɪtɪs/	osteo-myel-itis /ˌɒstɪəʊˌmaɪəˈlaɪtɪs/ 骨－髓－炎症
osteoporosis /ˌɒstɪəʊpəˈrəʊsɪs/ 骨质疏松	os-teo-po-ro-sis /ˌɒstɪəʊpəˈrəʊsɪs/	osteo-por-osis /ˌɒstɪəʊpəˈrəʊsɪs/ 骨－孔－病
osteonecrosis /ˌɒstɪəʊneˈkrəʊsɪs/ 骨坏死	os-teo-nec-ro-sis /ˌɒstɪəʊneˈkrəʊsɪs/	osteo-necr-osis /ˌɒstɪəʊneˈkrəʊsɪs/ 骨－坏死－病
osteopenia /ˌɒstɪəʊˈpiːnɪə/ 骨质减少	os-teo-pe-nia /ˌɒstɪəʊˈpiːnɪə/	osteo-penia /ˌɒstɪəʊˈpiːnɪə/ 骨－减少
osteofibroma /ˌɒstɪəʊfaɪˈbrəʊmə/ 骨纤维瘤	os-teo-fib-ro-ma /ˌɒstɪəʊfaɪˈbrəʊmə/	osteo-fibr-oma /ˌɒstɪəʊfaɪˈbrəʊmə/ 骨－纤维－瘤
osteoblast /ˈɒstɪəʊblæst/ 成骨细胞	os-teo-blast /ˈɒstɪəʊblæst/	osteo-blast /ˈɒstɪəʊblæst/ 骨－成……细胞

15) 与 pod/o(足)有关的医学术语组块

含 pod/o 的医学术语组块	"音节"组块	"构词形"组块
podiatrist /pəʊˈdaɪətrɪst/ 脚病医生	po-dia-trist /pəʊˈdaɪətrɪst/	pod-iatr-ist /pəʊˈdaɪətrɪst/ 足－治疗－医生

续表

含 pod/o 的医学术语组块	"音节"组块	"构词形"组块
podarthritis /ˌpɒdɑːˈθraɪtɪs/ 足关节炎	po-dar-thri-tis /ˌpɒdɑːˈθraɪtɪs/	pod-arthr-itis /ˌpɒdɑːˈθraɪtɪs/ 足－关节－炎症
pododermatitis /ˌpɒdəˌdəməˈtaɪtɪs/ 足皮肤炎	po-do-der-ma-ti-tis /ˌpɒdəˌdəməˈtaɪtɪs/	podo-dermat-itis /ˌpɒdəˌdəməˈtaɪtɪs/ 足－皮肤－炎症
podalgia /pəʊˈdældʒɪə/ 足痛	po-dal-gia /pəʊˈdældʒɪə/	pod-algia /pəʊˈdældʒɪə/ 足－痛
podagra /pəˈdægrə/ 足痛风	po-dag-ra /pəˈdægrə/	pod-agra /pəˈdægrə/ 足－严重的疼痛

16) 与 sarc/o(肉)有关的医学术语组块

含 sarc/o 的医学术语组块	"音节"组块	"构词形"组块
sarcomphalocele /ˌsɑːkɒmˈfæləsɪl/ 脐肉瘤	sar-com-pha-lo-cele /ˌsɑːkɒmˈfæləsɪl/	sarc-omphalo-cele /ˌsɑːkɒmˈfæləsɪl/ 肉－脐－疝/突出
sarcolipoma /sɑːkəʊlɪˈpəʊmə/ 脂肉瘤	sar-co-li-po-ma /sɑːkəʊlɪˈpəʊmə/	sarco-lip-oma /sɑːkəʊlɪˈpəʊmə/ 肉－脂肪－瘤
sarcostosis /sɑːkɒsˈtəʊsɪs/ 肌骨化	sar-cos-to-sis /sɑːkɒsˈtəʊsɪs/	sarc-ost-osis /sɑːkɒsˈtəʊsɪs/ 肉－骨－病
sarcosepsis /sɑːkəʊˈsepsɪs/ 组织脓毒病	sar-co-sep-sis /sɑːkəʊˈsepsɪs/	sarco-sepsis /sɑːkəʊˈsepsɪs/ 肉－脓毒病
sarcocystosis /ˌsɑːkəsɪsˈtəʊsɪs/ 肉孢子虫病	sar-co-cys-to-sis /ˌsɑːkəsɪsˈtəʊsɪs/	sarco-cyst-osis /ˌsɑːkəsɪsˈtəʊsɪs/ 肉－囊/孢子－病

17) 与 spondyl／o (脊柱，脊椎) 有关的医学术语组块

含 spondyl／o 的医学术语组块	"音节"组块	"构词形"组块
spondylexarthrosis /ˌspɒndɪˌleksɒˈθrəʊsɪs/ 脊椎脱位	spon-dy-le-xar-thro-sis /ˌspɒndɪˌleksɒˈθrəʊsɪs/	spondyl-ex-arthr-osis /ˌspɒndɪˌleksɒˈθrəʊsɪs/ 脊椎－移出－关节－病
spondylosis /ˌspɒndɪˈləʊsɪs/ 椎关节强直	spon-dy-lo-sis /ˌspɒndɪˈləʊsɪs/	spondyl-osis /ˌspɒndɪˈləʊsɪs/ 脊椎－病理状况
spondylotomy /ˌspɒndɪˈlɒtəmɪ/ 脊椎切开术	spon-dy-lo-to-my /ˌspɒndɪˈlɒtəmɪ/	spondylo-tomy /ˌspɒndɪˈlɒtəmɪ/ 脊椎－切开术
spondylopathy /ˌspɒndɪˈlɒpəθɪ/ 脊椎病	spon-dy-lo-pa-thy /ˌspɒndɪˈlɒpəθɪ/	spondylo-pathy /ˌspɒndɪˈlɒpəθɪ/ 脊椎－病
spondylarthritis /ˌspɒndɪlɑːˈθraɪtɪs/ 脊柱关节炎	spon-dy-larth-ri-tis /ˌspɒndɪlɑːˈθraɪtɪs/	spondyl-arthr-itis /ˌspɒndɪlɑːˈθraɪtɪs/ 脊柱－关节－炎症

18) 与 syndesm／o (韧带，结缔组织) 有关的医学术语组块

含 syndesm／o 的医学术语组块	"音节"组块	"构词形"组块
syndesmectomy /ˌsɪndezˈmektəmɪ/ 韧带切除术	syn-des-mec-to-my /ˌsɪndezˈmektəmɪ/	syndesm-ectomy /ˌsɪndezˈmektəmɪ/ 韧带－切除术
syndesmoplasty /sɪnˈdezməˌplæstɪ/ 韧带成形术	syn-des-mo-plas-ty /sɪnˈdezməˌplæstɪ/	syndesmo-plasty /sɪnˈdezməˌplæstɪ/ 韧带－成形术
syndesmectopia /ˌsɪndezmekˈtəʊpɪə/ 韧带异位	syn-des-mec-to-pia /ˌsɪndezmekˈtəʊpɪə/	syndesm-ectopia /ˌsɪndezmekˈtəʊpɪə/ 韧带－异位
syndesmitis /ˌsɪndezˈmaɪtɪs/ 韧带炎	syn-des-mi-tis /ˌsɪndezˈmaɪtɪs/	syndesm-itis /ˌsɪndezˈmaɪtɪs/ 韧带－炎症

含 syndesm/o 的医学术语组块	"音节"组块	"构词形"组块
syndesmology /ˌsɪndez'mɒlədʒɪ/ 韧带学	syn-des-mo-lo-gy /ˌsɪndez'mɒlədʒɪ/	syndesmo-logy /ˌsɪndez'mɒlədʒɪ/ 韧带－学

19）与 ten/o（肌腱）或 tend/o（肌腱）有关的医学术语组块

含 ten/o 或 tend/o 的医学术语组块	"音节"组块	"构词形"组块
tenostosis /ˌtenɒs'təʊsɪs/ 腱骨化	te-nos-to-sis /ˌtenɒs'təʊsɪs/	teno-ost-osis /ˌtenɒs'təʊsɪs/ 腱－骨－病
tendoplasty /'təndəˌplæstɪ/ 腱成形术	ten-do-plas-ty /'təndəˌplæstɪ/	tendo-plasty /'təndəˌplæstɪ/ 腱－成形术
tenodesis /tɪ'nɒdɪsɪs/ 肌腱固定术	te-no-de-sis /tɪ'nɒdɪsɪs/	teno-desis /tɪ'nɒdɪsɪs/ 肌腱－固定术
tenophyte /'tenəfaɪt/ 腱赘	te-no-phyte /'tenəfaɪt/	teno-phyte /'tenəfaɪt/ 腱－病理性生长

20）与-melia（肢）有关的医学术语组块

含-melia 的医学术语组块	"音节"组块	"构词形"组块
melomelia /meləˈmiːlɪə/ 赘肢畸胎	me-lo-me-lia /meləˈmiːlɪə/	melo-melia /meləˈmiːlɪə/ 肢－肢
macromelia /ˌmækrəʊˈmiːlɪə/ 巨肢	mac-ro-me-lia /ˌmækrəʊˈmiːlɪə/	macro-melia /ˌmækrəʊˈmiːlɪə/ 巨－肢

续表

含-melia 的医学术语组块	"音节"组块	"构词形"组块
amelia /əˈmiːlɪə/ 无肢	a-me-lia /əˈmiːlɪə/	a-melia /əˈmiːlɪə/ 无—肢
micromelia /ˌmaɪkrəʊˈmiːlɪə/ 细肢，小肢	mi-cro-me-lia /ˌmaɪkrəʊˈmiːlɪə/	micro-melia /ˌmaɪkrəʊˈmiːlɪə/ 小—肢
hemimelia /ˌhemɪˈmiːlɪə/ 半肢畸形	he-mi-me-lia /ˌhemɪˈmiːlɪə/	hemi-melia /ˌhemɪˈmiːlɪə/ 半—肢

6.4　消化系统

6.4.1　消化系统简介

消化系统(Digestive System)由消化道和消化腺两大部分组成。消化道包括口腔、咽、食管、胃、十二指肠、空肠、回肠、盲肠、阑尾、结肠、直肠、肛门等。消化腺有小消化腺和大消化腺两种。小消化腺散在于消化管管壁内，大消化腺包括三对唾液腺(腮腺、下颌下腺、舌下腺)、肝脏和胰腺。消化系统的基本生理功能是摄取、转运、消化食物和吸收营养、排泄废物。食物在消化管内被分解成结构简单、可被吸收的小分子物质的过程就称为消化。这种小分子物质透过消化管黏膜上皮细胞进入血液和淋巴液的过程就是吸收。未被吸收的残渣部分则以粪便形式排出体外。

6.4.2　常见词根词缀及其记忆要点

词根词缀	英文意思	词例	记忆要点
pancreat/o	pancreas	pancreatitis	pan-(全部，所有)，-creas(肉)，联想为"胰腺全部由肉组成"。

词根词缀	英文意思	词例	记忆要点
peritone/o	peritoneum	peritoneocentesis	peri-(在周围),-ton(拉,伸展),联想为"位于腹腔周围可以拉伸的腹膜"。
sialaden/o	salivary gland	sialadenotomy	可以将 sialaden/o 拆分为 sial/o(唾液)+aden/o(腺体)两个词素组块后记忆。
sial/o	saliva	sialitis	
sigmoid/o	sigmoid colon	sigmoidostomy	由 sigmoid/o 中首字母 s 联想到"s 形乙状结肠"。
stomach/o	stomach	stomachache	stomach/o(胃)与 stomat/o(口腔)为近形构词形组块,二者差异在于末尾字母组合 ch/o 与 t/o。stomach/o(胃)中所含字母组合 ch/o 的发音/ˈkəʊ/听起来像"口"的拼音,再由"口"联想到"口味(胃)",而 stomat/o 中 t/o 的发音/ˈkəʊ/听起来像"头",可以联想为"口腔位于头部"。
stomat/o	mouth	stomatitis	
submaxill/o	lower jaw	submaxillary	可将 submaxill/o(下颚)拆分为 sub-(下方)+ maxill/o(上颌)组块,可以将其联想为"下颚位于上颌骨下方"。
tonsill/o	tonsil	tonsillitis	tonsill/o 的发音/tɒnˈsɪlə/听起来像"桃",可联想为"扁桃"。
or/o	mouth, oral	oral	or/o(口)与 an/o(肛门)分别为消化道的进口与出口,且二者为近形词素组块,可将二者对比记忆。
an/o	anus	anal	
odont/o	teeth	odontogenic	由 odont/o(牙)的发音听起来像"我当头",进而联想到"食物进入口腔后首先由牙齿对其进行咀嚼"。
lingu/o gloss/o	tongue	sublingual glossary	lingu/o 与 gloss/o 为同义组块,均表示"舌"。

续表

词根词缀	英文意思	词例	记忆要点
labi/o	lips	labial	labi/o 可被拆分为 la-bio 两个音节组块后记忆。
esophag/o	esophagus	esophagitis	esophago（食道）中字母组合 eso 表示"运走",-phag 表示"吃",进而将 esophago 联想为"食道把吃进去的食物运走"。
gastr/o stomach/o	stomach	gastrostomy stomachoscopy	gastr/o 与 stomach/o 为同义组块,均表示"胃"。
pylor/o	pylorus	pylori	可将 pylor/o（幽门）分为 py-lo-ro 三个音节组块后记忆。
enter/o	intestine	enteritis	由 enter/o（肠）中的字母组合 enter（进入）联想到"可被吸收的小分子物质从小肠进入血液"。
duoden/o	duodenum	duodenal	可将 duoden/o（十二指肠）分为 duo-de-no 三个音节组块后加以记忆。
jejun/o	jejunum	jejunostomy	可将 jejun/o（空肠）分为 je-ju-no 三个音节组块后加以记忆。
ile/o	ileum	ileostomy	ile/o（回肠）中所含字母 e 书写时先右,再左上,再左下,然后向右绕回,由此可联想到"回（肠）"。
cec/o typhl/o	blind gut/cecum	cecocolon typhlitis	cec/o 与 typhl/o 为同义组块,均表示"盲肠"。
appendic/o	appendix	appendectomy	appendic/o（阑尾）中字母组合 pend 发音/'pend/听起来像"喷到",可联想为"阑尾喷附到盲肠上"。
col/o colon/o	colon	colitis colonitis	col/o 与 colon/o 都含有首字母组合 co-,其发音听起来像"扣",可以联想为"扣（co）在一起的肠就是结肠"。

续表

词根词缀	英文意思	词例	记忆要点
rect/o proct/o-	rectum	rectal proctitis	rect/o 与 proct/o 为同义组块,均表示"直肠"。由 rect 联想到 correct(正确的),再由"正"联想到"直(肠)"。
hepat/o	liver	hepatitis	由 hepat/o(肝脏)拼写和发音联想到"he(他)-pat/o(怕痛)"。
chol/e	gall, bile	cholecystectomy	chole(胆,胆汁)、cholangi/o(胆管)及 choledoch/o(胆总管)为近形词素组块,均含有 chol(胆汁)结构。cholangio(胆管)可被拆分为 chol(胆汁)+ angio(血管);choledoch/o 从拼写结构来看,其前后各含有一个 cho,可以联想到 CEO(总裁),进而联想到 CHO 不是 CEO(总裁),而是"总管(胆总管)"。
cholangi/o	bile duct	cholangitis	
choledoch/o	common bile duct	choledocholithiasis	
emes/o	vomit	emetic	由 emes/o(呕吐)中首字母 e 可联想到 exit(出,呕出)。
lith/o	stone	lithotomy	lith/o 与 lip/o 为近形词素组块,区别在于 lith/o(石)中/o 前字母组合 th 读音/θ/听起来像"石";lip/o(脂肪)发音/ˈlɪpəʊ/听起来像"你胖",联想为"你的体内脂肪较多,所以显胖"。
lip/o	fat, lipids	lipoprotein	
abdomin/o	abdomen	abdominal	abdomin/o、celi/o 及 lapar/o 为同义组块,均表示"腹部"。
celi/o	belly	celiocentesis	
lapar/o	abdomen	laparotomy	
gluc/o glyc/o	sugar	glucose	gluc/o 与 glyc/o 为同义组块,均表示"糖"。

6.4.3 常见医学术语组块

1）与 appendic/o（阑尾）有关的医学术语组块

含 appendic/o 的医学术语组块	"音节"组块	"构词形"组块
appendicocele /əˈpendɪkəˌsiːl/ 阑尾疝	a-ppen-di-co-cele /əˈpendɪkəˌsiːl/	appendico-cele /əˈpendɪkəˌsiːl/ 阑尾－疝
appendicostomy /əˌpendɪˈkɒstəmɪ/ 阑尾造口术	a-ppen-di-cos-tomy /əˌpendɪˈkɒstəmɪ/	appendico-stomy /əˌpendɪˈkɒstəmɪ/ 阑尾－造口术
appendicitis /əˌpendɪˈsaɪtɪs/ 阑尾炎	a-ppen-di-ci-tis /əˌpendɪˈsaɪtɪs/	appendic-itis /əˌpendɪˈsaɪtɪs/ 阑尾－炎症
appendicolysis /əˌpendɪˈkɒlɪsɪs/ 阑尾粘连分离术	a-ppen-di-co-ly-sis /əˌpendɪˈkɒlɪsɪs/	appendico-lysis /əˌpendɪˈkɒlɪsɪs/ 阑尾－分离/分解
appendectomy /ˌæpenˈdektəmɪ/ 阑尾切除术	a-ppen-dec-to-my /ˌæpenˈdektəmɪ/	append-ectomy /ˌæpenˈdektəmɪ/ 阑尾－切除术

2）与 cholangi/o（胆管）有关的医学术语组块

含 cholangi/o 的医学术语组块	"音节"组块	"构词形"组块
cholangiostomy /ˌkəʊlændʒɪˈɒstəmɪ/ 胆管造口术	cho-lan-gi-os-to-my /ˌkəʊlændʒɪˈɒstəmɪ/	cholangio-stomy /ˌkəʊlændʒɪˈɒstəmɪ/ 胆管－造口术
cholangioma /ˌkəʊlændʒɪˈəʊmə/ 胆管瘤	cho-lan-gi-o-ma /ˌkəʊlændʒɪˈəʊmə/	cholangi-oma /ˌkəʊlændʒɪˈəʊmə/ 胆管－瘤
cholangiography /ˌkəʊlændʒɪˈɒɡrəfɪ/ 胆管造影	cho-lan-gi-o-gra-phy /ˌkəʊlændʒɪˈɒɡrəfɪ/	cholangio-graphy /ˌkəʊlændʒɪˈɒɡrəfɪ/ 胆管－造影

续表

含 cholangi/o 的医学术语组块	"音节"组块	"构词形"组块
cholangioscopy /ˌkəʊlænʤɪˈɒskəpɪ/ 胆管窥镜检查	cho-lan-gi-o-sco-py /ˌkəʊlænʤɪˈɒskəpɪ/	cholangio-scopy /ˌkəʊlænʤɪˈɒskəpɪ/ 胆管－镜检
cholangioenterostomy /kəʊˌlændʒɪəʊˌentəˈrɒstəmɪ/ 胆管小肠吻合术	cho-lan-gi-o-en-te-ros-to-my /kəʊˌlændʒɪəʊˌentəˈrɒstəmɪ/	cholangio-entero-stomy /kəʊˌlændʒɪəʊˌentəˈrɒstəmɪ/ 胆管－小肠－吻合术

3) 与 choledoch/o(胆总管) 有关的医学术语组块

含 choledoch/o 的医学术语组块	"音节"组块	"构词形"组块
choledochectomy /ˌkəʊledəˈkektəmɪ/ 胆总管切除术	cho-le-do-chec-to-my /ˌkəʊledəˈkektəmɪ/	choledoch-ectomy /ˌkəʊledəˈkektəmɪ/ 胆总管－切除术
choledochorrhaphy /ˌkəʊledəˈkɒrəfɪ/ 胆总管缝合术	cho-le-do-cho-rrha-phy /ˌkəʊledəˈkɒrəfɪ/	choledocho-rrhaphy /ˌkəʊledəˈkɒrəfɪ/ 胆总管－缝合术
choledochoplasty /kəʊˈledəkəʊˌplæstɪ/ 胆总管成形术	cho-le-do-cho-plas-ty /kəʊˈledəkəʊˌplæstɪ/	choledocho-plasty /kəʊˈledəkəʊˌplæstɪ/ 胆总管－成形术
choledochoscope /kəʊˈledəkəʊskəʊp/ 胆总管(窥)镜	cho-le-do-cho-scope /kəʊˈledəkəʊskəʊp/	choledocho-scope /kəʊˈledəkəʊskəʊp/ 胆总管－窥镜
choledochotomy /ˌkəʊledəˈkɒtəmɪ/ 胆总管切开术	cho-le-do-cho-tomy /ˌkəʊledəˈkɒtəmɪ/	choledocho-tomy /ˌkəʊledəˈkɒtəmɪ/ 胆总管－切开术

4) 与 chol/e(胆汁) 或 cholecyst/o(胆囊) 有关的医学术语组块

含 chol/e 或 cholecyst/o 的医学术语组块	"音节"组块	"构词形"组块
cholepoiesis /ˌkɒlɪpɔɪˈiːsɪs/ 胆汁生成	cho-le-poi-e-sis /ˌkɒlɪpɔɪˈiːsɪs/	chole-poiesis /ˌkɒlɪpɔɪˈiːsɪs/ 胆汁－生成

续表

含 chol/e 或 cholecyst/o 的医学术语组块	"音节"组块	"构词形"组块
cholestasis /ˌkɒlɪˈsteɪsɪs/ 胆汁淤积	cho-le-sta-sis /ˌkɒlɪˈsteɪsɪs/	chole-stasis /ˌkɒlɪˈsteɪsɪs/ 胆汁－郁积/停滞
cholecystectomy /ˌkɒlɪsɪsˈtektəmɪ/ 胆囊切除术	cho-le-cys-tec-to-my /ˌkɒlɪsɪsˈtektəmɪ/	cholecyst-ectomy /ˌkɒlɪsɪsˈtektəmɪ/ 胆囊－切除术
cholemesis /kəˈlemɪsɪs/ 呕胆	cho-le-me-sis /kəˈlemɪsɪs/	chol-emesis /kəˈlemɪsɪs/ 胆－呕吐
cholecystolithiasis /ˌkɒlɪˌsɪstəʊlɪˈθaɪəsɪs/ 胆囊结石病	cho-le-cys-to-li-thia-sis /ˌkɒlɪˌsɪstəʊlɪˈθaɪəsɪs/	cholecysto-lith-iasis /ˌkɒlɪˌsɪstəʊlɪˈθaɪəsɪs/ 胆囊－石－病

5）与 col/o（结肠）或 colon/o（结肠）有关的医学术语组块

含 col/o 或 colon/o 的医学术语组块	"音节"组块	"构词形"组块
colonoscopy /ˌkəʊləˈnɒskəpɪ/ 结肠镜检查术	co-lo-no-sco-py /ˌkəʊləˈnɒskəpɪ/	colono-scopy /ˌkəʊləˈnɒskəpɪ/ 结肠－镜检
coloproctitis /ˌkəʊləprɒkˈtaɪtɪs/ 结肠直肠炎	co-lo-proc-ti-tis /ˌkəʊləprɒkˈtaɪtɪs/	colo-proct-itis /ˌkəʊləprɒkˈtaɪtɪs/ 结肠－直肠－炎症
megacolon /ˌmegəˈkəʊlən/ 巨结肠	me-ga-co-lon /ˌmegəˈkəʊlən/	mega-colon /ˌmegəˈkəʊlən/ 巨大－结肠
colonalgia /ˌkəʊləˈnældʒɪə/ 结肠痛	co-lo-nal-gia /ˌkəʊləˈnældʒɪə/	colon-algia /ˌkəʊləˈnældʒɪə/ 结肠－痛
coloptosis /ˌkəʊləpˈtəʊsɪs/ 结肠下垂	co-lop-to-sis /ˌkəʊləpˈtəʊsɪs/	colo-ptosis /ˌkəʊləpˈtəʊsɪs/ 结肠－下垂

6) 与 duoden/o(十二指肠)有关的医学术语组块

含 duoden/o 的医学术语组块	"音节"组块	"构词形"组块
duodenolysis /ˌdjuːəʊdɪˈnɒlɪsɪs/ 十二指肠松解术	duo-de-no-ly-sis /ˌdjuːəʊdɪˈnɒlɪsɪs/	duodeno-lysis /ˌdjuːəʊdɪˈnɒlɪsɪs/ 十二指肠-分解/松解
duodenitis /ˌdjuːəʊdɪˈnaɪtɪs/ 十二指肠炎	duo-de-ni-tis /ˌdjuːəʊdɪˈnaɪtɪs/	duoden-itis /ˌdjuːəʊdɪˈnaɪtɪs/ 十二指肠-炎症
duodenostomy /ˌdjuːəʊdɪˈnɒstəmɪ/ 十二指肠造口术	duo-de-no-sto-my /ˌdjuːəʊdɪˈnɒstəmɪ/	duodeno-stomy /ˌdjuːəʊdɪˈnɒstəmɪ/ 十二指肠-造口术
duodenectomy /ˌdjuːəʊdɪˈnektəmɪ/ 十二指肠切除术	duo-de-nec-to-my /ˌdjuːəʊdɪˈnektəmɪ/	duoden-ectomy /ˌdjuːəʊdɪˈnektəmɪ/ 十二指肠-切除术
duodenorrhaphy /djuːəʊdɪˈnɔːrəfɪ/ 十二指肠缝合术	duo-de-no-rrha-phy /djuːəʊdɪˈnɔːrəfɪ/	duodeno-rrhaphy /djuːəʊdɪˈnɔːrəfɪ/ 十二指肠-缝合术

7) 与 enter/o(肠)有关的医学术语组块

含 enter/o 的医学术语组块	"音节"组块	"构词形"组块
enterorrhaphy /ˌentəˈrɒrəfɪ/ 肠缝合术	en-te-ro-rrha-phy /ˌentəˈrɒrəfɪ/	entero-rrhaphy /ˌentəˈrɒrəfɪ/ 肠-缝合术
enterorrhagia /ˌentərəʊˈreɪdʒɪə/ 肠出血	en-te-ro-rrha-gia /ˌentərəʊˈreɪdʒɪə/	entero-rrhagia /ˌentərəʊˈreɪdʒɪə/ 肠-出血
enterosepsis /ˌentərəʊˈsepsɪs/ 肠脓毒病	en-te-ro-sep-sis /ˌentərəʊˈsepsɪs/	entero-sepsis /ˌentərəʊˈsepsɪs/ 肠-脓毒病
enteromycosis /ˌentərəʊmaɪˈkəʊsɪs/ 肠菌病	en-te-ro-my-co-sis /ˌentərəʊmaɪˈkəʊsɪs/	entero-myc-osis /ˌentərəʊmaɪˈkəʊsɪs/ 肠-霉菌-病

续表

含 enter/o 的医学术语组块	"音节"组块	"构词形"组块
enterospasm /'entərəuˌspæzm/ 肠痉挛	en-te-ro-spasm /'entərəuˌspæzm/	entero-spasm /'entərəuˌspæzm/ 肠－痉挛

8) 与 esophag/o(食道)有关的医学术语组块

含 esophag/o 的医学术语组块	"音节"组块	"构词形"组块
esophagodynia /ɪˌsɒfəɡəʊˈdɪnɪə/ 食管痛	e-so-pha-go-dy-nia /ɪˌsɒfəɡəʊˈdɪnɪə/	esophago-dynia /ɪˌsɒfəɡəʊˈdɪnɪə/ 食管－痛
esophagoptosis /ɪˌsɒfəɡɒpˈtəʊsɪs/ 食管下垂	e-so-pha-gop-to-sis /ɪˌsɒfəɡɒpˈtəʊsɪs/	esophago-ptosis /ɪˌsɒfəɡɒpˈtəʊsɪs/ 食管－下垂
esophagostenosis /ɪˌsɒfəɡəʊstɪˈnəʊsɪs/ 食管狭窄	e-so-pha-go-ste-no-sis /ɪˌsɒfəɡəʊstɪˈnəʊsɪs/	esophago-stenosis /ɪˌsɒfəɡəʊstɪˈnəʊsɪs/ 食管－狭窄
esophagomalacia /ɪˌsɒfəɡəʊməˈleɪʃə/ 食管软化	e-so-pha-go-ma-la-cia /ɪˌsɒfəɡəʊməˈleɪʃə/	esophago-malacia /ɪˌsɒfəɡəʊməˈleɪʃə/ 食管－软化
esophagostomy /ɪˌsɒfəˈɡɒstəmɪ/ 食管造口术	e-so-pha-go-sto-my /ɪˌsɒfəˈɡɒstəmɪ/	esophago-stomy /ɪˌsɒfəˈɡɒstəmɪ/ 食管－造口术

9) 与 gastr/o(胃)有关的医学术语组块

含 gastr/o 的医学术语组块	"音节"组块	"构词形"组块
gastrorrhea /ˌɡæstrəˈriːə/ 胃液溢	gas-tro-rrhea /ˌɡæstrəˈriːə/	gastro-rrhea /ˌɡæstrəˈriːə/ 胃－液溢
gastrohelcosis /ˌɡæstrəhelˈkəʊsɪs/ 胃溃疡	gas-tro-hel-co-sis /ˌɡæstrəhelˈkəʊsɪs/	gastro-helcosis /ˌɡæstrəhelˈkəʊsɪs/ 胃－溃疡形成

续表

含 gastr/o 的医学术语组块	"音节"组块	"构词形"组块
gastroptosis /ˌgæstrɒpˈtəʊsɪs/ 胃下垂	gas-tro-pto-sis /ˌgæstrɒpˈtəʊsɪs/	gastro-ptosis /ˌgæstrɒpˈtəʊsɪs/ 胃－下垂
gastrorrhagia /ˌgæstrəˈreɪdʒɪə/ 胃出血	gas-tro-rrha-gia /ˌgæstrəˈreɪdʒɪə/	gastro-rrhagia /ˌgæstrəˈreɪdʒɪə/ 胃－出血

10）与 hepat/o（肝）有关的医学术语组块

含 hepat/o 的医学术语组块	"音节"组块	"构词形"组块
perihepatitis /ˌperɪhepəˈtaɪtɪs/ 肝周炎	pe-ri-he-pa-ti-tis /ˌperɪhepəˈtaɪtɪs/	peri-hepat-itis /ˌperɪhepəˈtaɪtɪs/ 周围－肝－炎症
hepatectomy /ˌhepəˈtektəmɪ/ 肝切除术	he-pa-tec-to-my /ˌhepəˈtektəmɪ/	hepat-ectomy /ˌhepəˈtektəmɪ/ 肝－切除术
hepatalgia /ˌhepəˈtældʒɪə/ 肝痛	he-pa-tal-gia /ˌhepəˈtældʒɪə/	hepat-algia /ˌhepəˈtældʒɪə/ 肝－痛
hepatocarcinoma /ˌhepətəʊˌkɑːsɪˈnəʊmə/ 肝癌	he-pa-to-car-ci-no-ma /ˌhepətəʊˌkɑːsɪˈnəʊmə/	hepato-carcinoma /ˌhepətəʊˌkɑːsɪˈnəʊmə/ 肝－癌
hepatorrhexis /ˌhepətəʊˈreksɪs/ 肝破裂	he-pa-to-rrhe-xis /ˌhepətəʊˈreksɪs/	hepato-rrhexis /ˌhepətəʊˈreksɪs/ 肝－破裂

11）与 jejun/o（空肠）有关的医学术语组块

含 jejun/o 的医学术语组块	"音节"组块	"构词形"组块
jejunoplasty /dʒəˈdʒuːnəˌplæstɪ/ 空肠成形术	je-ju-no-plas-ty /dʒəˈdʒuːnəˌplæstɪ/	jejuno-plasty /dʒəˈdʒuːnəˌplæstɪ/ 空肠－成形术

续表

含 jejun/o 的医学术语组块	"音节"组块	"构词形"组块
jejunotomy /dʒɪdʒuːˈnɒtəmɪ/ 空肠切开术	je-ju-no-to-my /dʒɪdʒuːˈnɒtəmɪ/	jejuno-tomy /dʒɪdʒuːˈnɒtəmɪ/ 空肠－切开术
jejunostomy /dʒɪdʒuːˈnɒstəmɪ/ 空肠造瘘术	je-ju-nos-to-my /dʒɪdʒuːˈnɒstəmɪ/	jejuno-stomy /dʒɪdʒuːˈnɒstəmɪ/ 空肠－造瘘术
jejunitis /ˌdʒiːdʒuˈnaɪtɪs/ 空肠炎	je-ju-ni-tis /ˌdʒiːdʒuˈnaɪtɪs/	jejun-itis /ˌdʒiːdʒuˈnaɪtɪs/ 空肠－炎症
jejunoileitis /ˌdʒiːdʒuːnəʊˌɪlɪˈaɪtɪs/ 空肠回肠炎	je-ju-no-i-le-i-tis /ˌdʒiːdʒuːnəʊˌɪlɪˈaɪtɪs/	jejuno-ile-itis /ˌdʒiːdʒuːnəʊˌɪlɪˈaɪtɪs/ 空肠－回肠－炎症

12) 与 ile/o (回肠) 有关的医学术语组块

含 ile/o 的医学术语组块	"音节"组块	"构词形"组块
ileoproctostomy /ˌɪlɪəʊˌprɒkˈtɒstəmɪ/ 回肠直肠吻合术	i-le-o-proc-to-sto-my /ˌɪlɪəʊˌprɒkˈtɒstəmɪ/	ileo-procto-stomy /ˌɪlɪəʊˌprɒkˈtɒstəmɪ/ 回肠－直肠－吻合术
ileopexy /ˈɪlɪəʊˌpeksɪ/ 回肠固定术	i-le-o-pe-xy /ˈɪlɪəʊˌpeksɪ/	ileo-pexy /ˈɪlɪəʊˌpeksɪ/ 回肠－固定术
ileorrhaphy /ˌɪlɪˈɒrəfɪ/ 回肠缝合术	i-le-o-rrha-phy /ˌɪlɪˈɒrəfɪ/	ileo-rrhaphy /ˌɪlɪˈɒrəfɪ/ 回肠－缝合术
ileectomy /ɪlɪəˈektəmɪ/ 回肠切除术	i-le-ec-to-my /ɪlɪəˈektəmɪ/	ile-ectomy /ɪlɪəˈektəmɪ/ 回肠－切除术
ileitis /ˌɪlɪˈaɪtɪs/ 回肠炎	i-le-i-tis /ˌɪlɪˈaɪtɪs/	ile-itis /ˌɪlɪˈaɪtɪs/ 回肠－炎症

13) 与 sigmoid/o(乙状结肠) 有关的医学术语组块

含 sigmoid/o 的医学术语组块	"音节"组块	"构词形"组块
sigmoidectomy /ˌsɪgmɔɪˈdektəmɪ/ 乙状结肠切除术	sig-moi-dec-to-my /ˌsɪgmɔɪˈdektəmɪ/	sigmoid-ectomy /ˌsɪgmɔɪˈdektəmɪ/ 乙状结肠－切除术
sigmoidostomy /ˌsɪgmɔɪˈdɒstəmɪ/ 乙状结肠造口术	sig-moi-do-sto-my /ˌsɪgmɔɪˈdɒstəmɪ/	sigmoido-stomy /ˌsɪgmɔɪˈdɒstəmɪ/ 乙状结肠－造口术
sigmoiditis /ˌsɪgmɔɪˈdaɪtɪs/ 乙状结肠炎	sig-moi-di-tis /ˌsɪgmɔɪˈdaɪtɪs/	sigmoid-itis /ˌsɪgmɔɪˈdaɪtɪs/ 乙状结肠－炎症
sigmoidoscopy /ˌsɪgmɔɪˈdɒskəpɪ/ 乙状结肠镜检查	sig-moi-do-sco-py /ˌsɪgmɔɪˈdɒskəpɪ/	sigmoido-scopy /ˌsɪgmɔɪˈdɒskəpɪ/ 乙状结肠－镜检
sigmoidoscope /sɪgˈmɔɪdəskəup/ 乙状结肠镜	sig-moi-do-scope /sɪgˈmɔɪdəskəup/	sigmoido-scope /sɪgˈmɔɪdəskəup/ 乙状结肠－窥镜

14) 与 lapar/o(腹壁) 有关的医学术语组块

含 lapar/o 的医学术语组块	"音节"组块	"构词形"组块
laparocele /ˈlæpərəusiːl/ 腹疝	la-pa-ro-cele /ˈlæpərəusiːl/	laparo-cele /ˈlæpərəusiːl/ 腹壁－疝/突出
laparotomy /læpəˈrɒtəmɪ/ 剖腹术	la-pa-ro-to-my /læpəˈrɒtəmɪ/	laparo-tomy /læpəˈrɒtəmɪ/ 腹壁－切开术
laparoscopy /læpəˈrɒskəpɪ/ 腹腔镜检查	la-pa-ros-co-py /læpəˈrɒskəpɪ/	laparo-scopy /læpəˈrɒskəpɪ/ 腹壁－镜检
laparosalpingotomy /ˌlæpərəuˌsælpɪnˈgɒtəmɪ/ 剖腹输卵管切开术	la-pa-ro-sal-pin-go-to-my /ˌlæpərəuˌsælpɪnˈgɒtəmɪ/	laparo-salpingo-tomy /ˌlæpərəuˌsælpɪnˈgɒtəmɪ/ 腹壁－输卵管－切开术
laparocolostomy /ˌlæpərəukəˈlɒstəmɪ/ 剖腹结肠造口术	la-pa-ro-co-los-to-my /ˌlæpərəukəˈlɒstəmɪ/	laparo-colo-stomy /ˌlæpərəukəˈlɒstəmɪ/ 腹壁－结肠－造口术

15）与 peritone/o（腹膜）有关的医学术语组块

含 peritone/o 的医学术语组块	"音节"组块	"构词形"组块
peritoneoplasty /ˌperɪˈtəʊnɪəˌplæstɪ/ 腹膜成形术	pe-ri-to-neo-plas-ty /ˌperɪˈtəʊnɪəˌplæstɪ/	peritoneo-plasty /ˌperɪˈtəʊnɪəˌplæstɪ/ 腹膜－成形术
peritoneoclysis /ˌperɪˌtəʊnɪəʊˈklaɪsɪs/ 腹膜透析	pe-ri-to-neo-cly-sis /ˌperɪˌtəʊnɪəʊˈklaɪsɪs/	peritoneo-clysis /ˌperɪˌtəʊnɪəʊˈklaɪsɪs/ 腹膜－灌洗／灌注
peritonitis /ˌperɪtəˈnaɪtɪs/ 腹膜炎	pe-ri-to-ni-tis /ˌperɪtəˈnaɪtɪs/	periton-itis /ˌperɪtəˈnaɪtɪs/ 腹膜－炎症
peritonealgia /ˌperɪtəʊnɪˈældʒɪə/ 腹膜痛	pe-ri-to-ne-al-gia /ˌperɪtəʊnɪˈældʒɪə/	peritone-algia /ˌperɪtəʊnɪˈældʒɪə/ 腹膜－痛
peritoneocentesis /ˌperɪtəʊnjəsenˈtiːsɪs/ 腹腔穿刺	pe-ri-to-neo-cen-te-sis /ˌperɪtəʊnjəsenˈtiːsɪs/	peritoneo-centesis /ˌperɪtəʊnjəsenˈtiːsɪs/ 腹腔－穿刺术

16）与 proct/o（直肠）有关的医学术语组块

含 proct/o 的医学术语组块	"音节"组块	"构词形"组块
proctorrhea /ˌprɒktəˈriːə/ 肛液溢	proc-to-rrhea /ˌprɒktəˈriːə/	procto-rrhea /ˌprɒktəˈriːə/ 直肠／肛部－液溢
proctocele /ˈprɒktəsiːl/ 直肠膨出	proc-to-cele /ˈprɒktəsiːl/	procto-cele /ˈprɒktəsiːl/ 直肠－膨出
proctatresia /ˌprɒktəˈtresɪə/ 肛门闭锁	proc-ta-tre-sia /ˌprɒktəˈtresɪə/	proct-atresia /ˌprɒktəˈtresɪə/ 肛门－闭锁
proctoscopy /prɒkˈtɒskəpɪ/ 直肠镜	proc-to-sco-py /prɒkˈtɒskəpɪ/	procto-scopy /prɒkˈtɒskəpɪ/ 直肠－镜检

含 proct/o 的医学术语组块	"音节"组块	"构词形"组块
proctostasis /ˌprɒktə'steɪsɪs/ 直肠积粪	proc-to-sta-sis /ˌprɒktə'steɪsɪs/	procto-stasis /ˌprɒktə'steɪsɪs/ 直肠－郁积/停滞

17) 与-pepsia(消化)有关的医学术语组块

含-pepsia 的医学术语组块	"音节"组块	"构词形"组块
hyperpepsia /ˌhaɪpə'pepsɪə/ 胃酸过多性消化不良	hy-per-pep-sia /ˌhaɪpə'pepsɪə/	hyper-pepsia /ˌhaɪpə'pepsɪə/ 超过/过多－消化
bradypepsia /ˌbrædɪ'pepsɪə/ 消化徐缓	bra-dy-pep-sia /ˌbrædɪ'pepsɪə/	brady-pepsia /ˌbrædɪ'pepsɪə/ 缓慢－消化
dyspepsia /dɪs'pepsɪə/ 消化不良	dys-pep-sia /dɪs'pepsɪə/	dys-pepsia /dɪs'pepsɪə/ 不良/困难－消化
apepsia /ə'pepsɪə/ 不消化	a-pep-sia /ə'pepsɪə/	a-pepsia /ə'pepsɪə/ 不－消化
hypopepsia /ˌhaɪpəʊ'pepsɪə/ 消化不良	hy-po-pep-sia /ˌhaɪpəʊ'pepsɪə/	hypo-pepsia /ˌhaɪpəʊ'pepsɪə/ 过少/低－消化
eupepsia /juː'pepsɪə/ 消化正常	eu-pep-sia /juː'pepsɪə/	eu-pepsia /juː'pepsɪə/ 正常－消化

18) 与-phagia(吞咽,吞噬)有关的医学术语组块

含-phagia 的医学术语组块	"音节"组块	"构词形"组块
aphagia /ə'feɪdʒɪə/ 吞咽不能	a-pha-gia /ə'feɪdʒɪə/	a-phagia /ə'feɪdʒɪə/ 无能－吞咽

续表

含-phagia 的医学术语组块	"音节"组块	"构词形"组块
aerophagia /ˌeərəˈfeɪdʒɪə/ 吞气症	ae-ro-pha-gia /ˌeərəˈfeɪdʒɪə/	aero-phagia /ˌeərəˈfeɪdʒɪə/ 空气−吞咽
dysphagia /dɪsˈfeɪdʒɪə/ 吞咽困难	dys-pha-gia /dɪsˈfeɪdʒɪə/	dys-phagia /dɪsˈfeɪdʒɪə/ 困难−吞咽
polyphagia /ˌpɒlɪˈfeɪdʒɪə/ 多食	po-ly-pha-gia /ˌpɒlɪˈfeɪdʒɪə/	poly-phagia /ˌpɒlɪˈfeɪdʒɪə/ 多−吞噬

6.5 泌尿系统

6.5.1 泌尿系统简介

泌尿系统(Urinary System)由肾脏、输尿管、膀胱和尿道组成。其主要功能是排出机体在新陈代谢过程中所产生的能溶于水的废物(如尿素、尿酸、肌酐)、多余的水和某些无机盐类等。肾为生成尿液的器官,尿液在肾脏产生后通过输尿管输送到膀胱暂时储存,当尿液达到一定量后,在神经系统的调节下,就会经尿道排出体外。男性尿道兼有排精功能。如果尿液不能从膀胱排出而贮存在膀胱内,这就是尿潴留(urinary retention)。正常健康成人每天产生 800~2 000毫升尿液。尿量过多会造成身体内水分和电解质等物质的丢失,导致脱水(dehydration)和电解质紊乱(electrolyte disturbance),尿量过少会使体内毒素排不出去,导致全身代谢紊乱,重者还会危及生命。医生往往通过尿常规检查、诊断尿路疾病和肾脏疾病。尿中出现蛋白质提示有肾脏发炎的可能;尿中红血球增加,提示有血尿、结石或肿瘤的可能。若肾功能发生障碍,代谢产物蓄积于体内会导致内环境的理化性质发生改变,从而产生相应的病变,严重时可产生尿毒症(uremia),甚至危及生命。

6.5.2 常见词根词缀及其记忆要点

词根词缀	英文意思	词例	记忆要点
nephr/o ren/o	kidney	nephrectomy renography	nephr/o 与 ren/o 为同义词素组块,均表示"肾脏"。
pelvi/o pyel/o	renal pelvis	pyelonephritis	pelvi/o 与 pyel/o 为同义词素组块,均表示"肾盂"。
glomerul/o	glomerulus	glomerula	由 glomerul/o 中字母组合 glo 联想到 globe(球),进而联想到"肾小球"。
ureter/o	ureters	ureterolith	ureter/o 与 urethr/o 为近形词素组块,二者的差异在于 /o 之前的字母组合 ter 与 thr,按照字母顺序,ter 先于 thr,于是联想到"输尿管在先,尿道在后",因此,ureter/o 就表示"输尿管",urethr/o 则表示"尿道"。
urethr/o	urethra	urethrotomy	
vesic/o	bladder or sac	vesicotomy	vesic/o 与 cyst/o 为同义组块,均表示"膀胱"。由 vesic/o 联想到 vessle(容器),膀胱是一个容器,用于储存尿液;cyst/o 中的 cyst 表示"囊或口袋",膀胱是囊状结构。
cyst/o		cystography	
urin/o	urine	urinoma	urin/o 与 -uria 为近形同义组块,均表示"尿"。
-uria	condition of urine	dysuria	
lith/o	stone	nephrolithotomy	lith/o 发音听起来像"里石",进而联想到"里面的石头(泌尿道里面的石头)"。
prostat/o	prostate	prostatitis	prostat/o 中的 pro 表示"前方",可以联想为"前列腺位于膀胱前方"。
hydr/o	water	hydronephrosis	hydr/o 可被拆分为 hy-dro 两个音节组块。

续表

词根词缀	英文意思	词例	记忆要点
olig/o	scanty, less than normal	oliguria	由 olig/o 可被拆分为 o-li-go 三个音节组块，o 联想为数字"零"，-li 联想为距离单位"里"，-go 联想为"走"，进而联想为"走了 0 里路"，也就是"少"或"不足"。
-tripsy	to crush	lithotripsy	-tripsy 发音听起来像"碎石"。

6.5.3 常见医学术语组块

1）与 cyst/o 有关的医学术语组块

含 cyst/o 的医学术语组块	"音节"组块	"构词形"组块
cystectasia /ˌsɪstekˈteɪzɪə/ 膀胱扩张	cys-tec-ta-sia /ˌsɪstekˈteɪzɪə/	cyst-ectasia /ˌsɪstekˈteɪzɪə/ 膀胱－扩张
cystoptosis /ˌsɪstɒpˈtəʊsɪs/ 膀胱下垂	cys-top-to-sis /ˌsɪstɒpˈtəʊsɪs/	cysto-ptosis /ˌsɪstɒpˈtəʊsɪs/ 膀胱－下垂
cystorrhagia /ˌsɪstəˈreɪdʒɪə/ 膀胱出血	cys-to-rrha-gia /ˌsɪstəˈreɪdʒɪə/	cysto-rrhagia /ˌsɪstəˈreɪdʒɪə/ 膀胱－出血
cystoscopy /sɪsˈtɒskəpɪ/ 膀胱镜检查	cys-to-sco-py /sɪsˈtɒskəpɪ/	cysto-scopy /sɪsˈtɒskəpɪ/ 膀胱－镜检
cystorrhea /ˌsɪstəˈriːə/ 膀胱漏/膀胱黏液溢	cys-to-rrhea /ˌsɪstəˈriːə/	cysto-rrhea /ˌsɪstəˈriːə/ 膀胱－液溢
cystolithotomy /ˌsɪstəlɪˈθɒtəmɪ/ 膀胱切开取石术	cys-to-li-tho-to-my /ˌsɪstəlɪˈθɒtəmɪ/	cysto-litho-tomy /ˌsɪstəlɪˈθɒtəmɪ/ 膀胱－石－切开术

2) 与 -uria (尿) 有关的医学术语组块

含 -uria 的医学术语组块	"音节"组块	"构词形"组块
adrenalinuria /əˌdrenəlɪˈnjʊərɪə/ 肾上腺素尿	a-dre-na-li-nu-ria /əˌdrenəlɪˈnjʊərɪə/	adrenalin-uria /əˌdrenəlɪˈnjʊərɪə/ 肾上腺素－尿
polyuria /ˌpɒlɪˈjʊərɪə/ 多尿	po-ly-u-ria /ˌpɒlɪˈjʊərɪə/	poly-uria /ˌpɒlɪˈjʊərɪə/ 多－尿
anuria /əˈnjʊərɪə/ 无尿	a-nu-ria /əˈnjʊərɪə/	an-uria /əˈnjʊərɪə/ 无－尿
nocturia /nɒkˈtjʊərɪə/ 夜尿	noc-tu-ria /nɒkˈtjʊərɪə/	noct-uria /nɒkˈtjʊərɪə/ 夜－尿
oliguria /ˌɒlɪˈgjʊərɪə/ 少尿	o-li-gu-ria /ˌɒlɪˈgjʊərɪə/	olig-uria /ˌɒlɪˈgjʊərɪə/ 少－尿
pyuria /paɪˈjʊərɪə/ 脓尿	py-u-ria /paɪˈjʊərɪə/	py-uria /paɪˈjʊərɪə/ 脓－尿
glycosuria /ˌglaɪkəʊˈsjʊərɪə/ 糖尿	gly-co-su-ria /ˌglaɪkəʊˈsjʊərɪə/	glycos-uria /ˌglaɪkəʊˈsjʊərɪə/ 糖－尿
hematuria /ˌhiːməˈtjʊərɪə/ 血尿	he-ma-tu-ria /ˌhiːməˈtjʊərɪə/	hemat-uria /ˌhiːməˈtjʊərɪə/ 血－尿

3) 与 lith/o (石) 有关的医学术语组块

含 lith/o 的医学术语组块	"音节"组块	"构词形"组块
lithogenesis /ˌlɪθəˈdʒenɪsɪs/ 结石形成	li-tho-ge-ne-sis /ˌlɪθəˈdʒenɪsɪs/	litho-genesis /ˌlɪθəˈdʒenɪsɪs/ 石－形成
lithotripsy /ˈlɪθəˌtrɪpsɪ/ 碎石术	li-tho-trip-sy /ˈlɪθəˌtrɪpsɪ/	litho-tripsy /ˈlɪθəˌtrɪpsɪ/ 石－粉碎术

续表

含 lith/o 的医学术语组块	"音节"组块	"构词形"组块
lithotomy /lɪˈθɒtəmɪ/ 切(开取)石术	li-tho-to-my /lɪˈθɒtəmɪ/	litho-tomy /lɪˈθɒtəmɪ/ 石-切开术
litholysis /lɪˈθɒlɪsɪs/ 结石溶解	li-tho-ly-sis /lɪˈθɒlɪsɪs/	litho-lysis /lɪˈθɒlɪsɪs/ 石-溶解

4) 与 glomerul/o(肾小球)有关的医学术语组块

含 glomerul/o 的医学术语组块	"音节"组块	"构词形"组块
glomerulonephritis /gləʊˌmerjʊləʊneˈfraɪtɪs/ 肾小球肾炎	glo-me-ru-lo-neph-ri-tis /gləʊˌmerjʊləʊneˈfraɪtɪs/	glomerulo-nephr-itis /gləʊˌmerjʊləʊneˈfraɪtɪs/ 肾小球-肾-炎
glomerulosclerosis /gləʊˌmerjʊləʊskləˈrəʊsɪs/ 肾小球硬化症	glo-me-ru-lo-scle-ro-sis /gləʊˌmerjʊləʊskləˈrəʊsɪs/	glomerulo-scler-osis /gləʊˌmerjʊləʊskləˈrəʊsɪs/ 肾小球-硬化-症
glomerular /glɒˈmerʊlə/ 肾小球的	glo-me-ru-lar /glɒˈmerʊlə/	glomerul-ar /glɒˈmerʊlə/ 肾小球-有关……的

5) 与 nephr/o(肾)有关的医学术语组块

含 nephr/o 的医学术语组块	"音节"组块	"构词形"组块
nephroptosis /ˌnefrɒpˈtəʊsɪs/ 肾下垂	neph-rop-to-sis /ˌnefrɒpˈtəʊsɪs/	nephro-ptosis /ˌnefrɒpˈtəʊsɪs/ 肾-下垂
nephrohydrosis /ˌnefrəʊhaɪˈdrəʊsɪs/ 肾盂积水	ne-phro-hy-dro-sis /ˌnefrəʊhaɪˈdrəʊsɪs/	nephro-hydr-osis /ˌnefrəʊhaɪˈdrəʊsɪs/ 肾盂-水-病
nephrelcosis /ˌnefrelˈkəʊsɪs/ 肾溃疡	neph-rel-co-sis /ˌnefrelˈkəʊsɪs/	nephr-(h)elcosis /ˌnefrelˈkəʊsɪs/ 肾-溃疡形成

续表

含 nephr/o 的医学术语组块	"音节"组块	"构词形"组块
nephrectasis /neˈfrektəsɪs/ 肾扩张	ne-phrec-ta-sis /neˈfrektəsɪs/	nephr-ectasis /neˈfrektəsɪs/ 肾－扩张
nephrolithiasis /ˌnefrəʊlɪˈθaɪəsɪs/ 肾结石	ne-phro-li-thia-sis /ˌnefrəʊlɪˈθaɪəsɪs/	nephro-lith-iasis /ˌnefrəʊlɪˈθaɪəsɪs/ 肾－石头－病

6）与 pyel/o（肾盂）有关的医学术语组块

含 pyel/o 的医学术语组块	"音节"组块	"构词形"组块
pyelonephritis /ˌpaɪələʊnɪˈfraɪtɪs/ 肾盂肾炎	pye-lo-ne-phri-tis /ˌpaɪələʊnɪˈfraɪtɪs/	pyelo-nephr-itis /ˌpaɪələʊnɪˈfraɪtɪs/ 肾盂－肾－炎
pyelotomy /ˌpaɪɪˈlɒtəmɪ/ 肾盂切开术	py-e-lo-to-my /ˌpaɪɪˈlɒtəmɪ/	pyelo-tomy /ˌpaɪɪˈlɒtəmɪ/ 肾盂－切开术
pyelonephrosis /ˌpaɪɪləʊneˈfrəʊsɪs/ 肾盂肾病	py-e-lo-ne-phro-sis /ˌpaɪɪləʊneˈfrəʊsɪs/	pyelo-nephr-osis /ˌpaɪɪləʊneˈfrəʊsɪs/ 肾盂－肾－病
pyelectasis /ˌpaɪəˈlektəsɪs/ 肾盂扩张	pye-lec-ta-sis /ˌpaɪəˈlektəsɪs/	pyel-ectasis /ˌpaɪəˈlektəsɪs/ 肾盂－扩张
pyelolithotomy /ˌpaɪələʊlɪˈθɒtəmɪ/ 肾盂切开取石术	pye-lo-li-tho-to-my /ˌpaɪələʊlɪˈθɒtəmɪ/	pyelo-litho-tomy /ˌpaɪələʊlɪˈθɒtəmɪ/ 肾盂－石－切开术

7）与 ureter/o（输尿管）有关的医学术语组块

含 ureter/o 的医学术语组块	"音节"组块	"构词形"组块
ureterography /jʊəˌriːtəˈrɒɡrəfɪ/ 输尿管造影术	ure-te-ro-gra-phy /jʊəˌriːtəˈrɒɡrəfɪ/	uretero-graphy /jʊəˌriːtəˈrɒɡrəfɪ/ 输尿管－造影

续表

含 ureter/o 的医学术语组块	"音节"组块	"构词形"组块
ureterocele /juˈriːtərəˌsiːl/ 输尿管疝	ure-te-ro-cele /juˈriːtərəˌsiːl/	uretero-cele /juˈriːtərəˌsiːl/ 输尿管－疝
ureterolith /juəˈriːtərəlɪθ/ 输尿管结石	ure-te-ro-li-th /juəˈriːtərəlɪθ/	uretero-lith /juəˈriːtərəlɪθ/ 输尿管－石
ureteropyosis /juəˌriːtərəʊpaɪˈəʊsɪs/ 输尿管化脓	ure-te-ro-py-o-sis /juəˌriːtərəʊpaɪˈəʊsɪs/	uretero-pyosis /juəˌriːtərəʊpaɪˈəʊsɪs/ 输尿管－化脓
ureterostenosis /juəˌriːtərəʊstɪˈnəʊsɪs/ 输尿管狭窄	ure-te-ro-ste-no-sis /juəˌriːtərəʊstɪˈnəʊsɪs/	uretero-stenosis /juəˌriːtərəʊstɪˈnəʊsɪs/ 输尿管－狭窄

8) 与 urethr/o (尿道) 有关的医学术语组块

含 urethr/o 的医学术语组块	"音节"组块	"构词形"组块
urethrorrhagia /juəˌriːθɒˈreɪdʒɪə/ 尿道出血	ure-thro-rrha-gia /juəˌriːθɒˈreɪdʒɪə/	urethro-rrhagia /juəˌriːθɒˈreɪdʒɪə/ 尿道－出血
urethrospasm /juəˈriːθɒspæzəm/ 尿道痉挛	ure-thro-spasm /juəˈriːθɒspæzəm/	urethro-spasm /juəˈriːθɒspæzəm/ 尿道－痉挛
urethrostenosis /juəˌriːθəʊstɪˈnəʊsɪs/ 尿道狭窄	ure-thro-ste-no-sis /juəˌriːθəʊstɪˈnəʊsɪs/	urethro-stenosis /juəˌriːθəʊstɪˈnəʊsɪs/ 尿道－狭窄
urethratresia /juəˌriːθrəˈtriːzɪə/ 尿道闭锁	ure-thra-tre-sia /juəˌriːθrəˈtriːzɪə/	urethr-atresia /juəˌriːθrəˈtriːzɪə/ 尿道－闭锁
urethrorrhea /juəˌriːθrəˈriːə/ 尿道液溢	ure-thro-rrhea /juəˌriːθrəˈriːə/	urethro-rrhea /juəˌriːθrəˈriːə/ 尿道－液溢

9) 与 ur/o(尿)有关的医学术语组块

含 ur/o 的医学术语组块	"音节"组块	"构词形"组块
uropenia /ˌjʊərəʊˈpiːnɪə/ 尿过少	uro-pe-nia /ˌjʊərəʊˈpiːnɪə/	uro-penia /ˌjʊərəʊˈpiːnɪə/ 尿－少
uropoiesis /ˌjʊərəʊpɔɪˈiːsɪs/ 尿生成	uro-poi-e-sis /ˌjʊərəʊpɔɪˈiːsɪs/	uro-poiesis /ˌjʊərəʊpɔɪˈiːsɪs/ 尿－生成
urolith /ˈjʊərəʊlɪθ/ 尿结石	uro-li-th /ˈjʊərəʊlɪθ/	uro-lith /ˈjʊərəʊlɪθ/ 尿－结石
uroschesis /jʊˈrɒsˈkɪsɪs/ 尿闭,尿潴留	u-ros-che-sis /jʊˈrɒsˈkɪsɪs/	uro-schesis /jʊˈrɒsˈkɪsɪs/ 尿－阻滞
uremia /jʊˈriːmɪə/ 尿毒症	u-re-mia /jʊˈriːmɪə/	ur-emia /jʊˈriːmɪə/ 尿－血症

6.6 神经系统

6.6.1 神经系统简介

　　神经系统(Nervous System)由中枢神经系统和周围神经系统两大部分组成。中枢神经系统包括脑和脊髓,其主要功能是传递、储存和加工信息,产生各种心理活动,支配与控制动物的全部行为。周围神经系统包括躯体神经系统和自主神经系统。躯体神经系统包括脑神经和脊神经。自主神经系统又分为交感神经系统和副交感神经系统。人体大多数组织器官均受交感神经及副交感神经的双重支配,这两种神经在功能上具有拮抗作用,一旦出现紧急情况,交感神经被激活,会引起心肌收缩力加强、心跳加速、腹腔内脏及皮肤末梢血管收缩、新陈代谢亢进、瞳孔散大、骨骼肌工作能力增加。而副交感神经系统则是在生物体处于放松状态时被激活,引起心跳减慢、胃肠蠕动增强、括约肌松弛、瞳孔缩小、腺体分泌增加。神经系统常见疾病包括多发性硬化症、脑膜炎、变性等。

6.6.2 常见词根词缀及其记忆要点

词根词缀	英文意思	词例	记忆要点
cerebr/o	cerebrum	cerebral	cerebr/o（大脑）与 cerebell/o（小脑）为形近词素组块。小脑拼写中含 bell（钟），可以将 cerebell/o 联想为"看起来像闹钟一样的小脑"。
cerebell/o	cerebellum	cerebellospinal	
crani/o	skull or cranium	craniotomy	crani/o（颅骨）发音听起来像"可累你"，可联想为"可把你累着了"。
cephal/o	head	cephalgia	cephal/o（头）与 encephal/o（脑）为近形词素组块，在 cephal/o（头）前面加前缀 en-（within，表示"在……里面"）可联想为"脑组织位于头里面"。
encephal/o	brain	anencephaly	
neur/o	nerve	neuropathy	neur/o（神经）、gangli/o（神经节）、gli/o（神经胶质）、radicul/o（神经根）和 plex/o（神经丛）均与神经相关，因此，可组块后记忆。
gangli/o	ganglion	ganglioma	
gli/o	glia	glioblastoma	
radicul/o	nerve root	radiculalgia	
plex/o	plexus	plexopathy	
medull/o	medulla oblongata	medullary	medul/o（延髓）与 myel/o（脊髓）均与"髓"有关，因此，可以组块后记忆。
myel/o	spinal cord	myelocele	
ax/o	axis	axonal	ax/o（轴突）与 dendr/o（树突）为神经元中的结构，因此可以将二者组块后记忆。
dendr/o	branches	oligodendrocyte	
dur/o	dura mater	subdural	mening/o（脑膜）或 meningi/o（脑膜）与 dur/o（硬脑膜）属上下义关系组块。由 mening/o（脑膜）可以联想到 dura mater（硬脑膜）、pia mater（软脑膜）和 arachoid（蛛网膜）。
mening/o meningi/o	membranes	myelomeningocele	

续表

词根词缀	英文意思	词例	记忆要点
esthesi/o -esthesia	feeling nervous sensation	anesthesia	esthesi/o(感觉)与-esthesia(感觉)为同义近形词素组块。
kines/o kinesi/o -kinesia -kinesis -kinetic	movement	bradykinesia hyperkinesis	kines/o、kinesi/o、-kinesia,-kinesis和-kinetic为同义词素组块,均表示"运动"。
thalam/o	thalamus	thalamocortical	thalam/o(丘脑)与 subthalam/o(下丘脑)为近形词素组块,在thalam/o 前加上前缀 sub-(底,下面)就变成了 subthalam/o(下丘脑)。
subthalam/o	subthalamus	subthalamic	
-paresis	weakness	hemiparesis	-paresis(轻瘫)与-plegia(麻痹)为近义词素组块,二者均表示"麻痹或瘫痪",但是程度有所不同,可以将-paresis 拼写中包含字母组合 par 联想为 partial(部分的),也就是"不完全的",进而联想到"不完全瘫痪或轻度瘫痪";-plegia(麻痹)中 ple 字母组合联想到complete(完全的),进而联想到"完全瘫痪",所以更严重。
-plegia	paralysis	paraplegia	

6.6.3 常见医学术语组块

1)与 cephal/o(头)有关的医学术语组块

含 cephal/o 的医学术语组块	"音节"组块	"构词形"组块
cephalonia /ˌsefəˈləʊnɪə/ 巨头症	ce-pha-lo-nia /ˌsefəˈləʊnɪə/	cephalon-ia /ˌsefəˈləʊnɪə/ 头－症
cephalemia /ˌsefəˈliːmɪə/ 头充血	ce-pha-l-e-mia /ˌsefəˈliːmɪə/	cephal-emia /ˌsefəˈliːmɪə/ 头－血症

续表

含 cephal/o 的医学术语组块	"音节"组块	"构词形"组块
cephalopagus /ˌsefəˈlɒpəgəs/ 头部联胎	ce-pha-lo-pa-gus /ˌsefəˈlɒpəgəs/	cephalo-pagus /ˌsefəˈlɒpəgəs/ 头部－联胎
cephaloplegia /ˌsefələʊˈpliːdʒɪə/ 头面肌瘫痪	ce-pha-lo-ple-gia /ˌsefələʊˈpliːdʒɪə/	cephalo-plegia /ˌsefələʊˈpliːdʒɪə/ 头－瘫痪
cephalocele /sɪˈfæləsiːl/ 脑膨出	ce-pha-lo-cele /sɪˈfæləsiːl/	cephalo-cele /sɪˈfæləsiːl/ 头－膨出
cephalomegaly /ˌsefələʊˈmegəlɪ/ 巨头	ce-pha-lo-me-ga-ly /ˌsefələʊˈmegəlɪ/	cephalo-megaly /ˌsefələʊˈmegəlɪ/ 头－增大

2) 与 cerebell/o(小脑) 或 cerebr/o(大脑) 有关的医学术语组块

含 cerebell/o 的医学术语组块	"音节"组块	"构词形"组块
cerebellifugal /ˌserɪbelˈfjuːgəl/ 小脑传出的	ce-re-be-lli-fu-gal /ˌserɪbeˈlɪfjuːgəl/	cerebelli-fugal /ˌserɪbeˈlɪfjuːgəl/ 小脑－传出的
cerebromalacia /ˌserɪbrəʊməˈleɪʃɪə/ 脑软化	ce-re-bro-ma-la-cia /ˌserɪbrəʊməˈleɪʃɪə/	cerebro-malacia /ˌserɪbrəʊməˈleɪʃɪə/ 脑－软化
cerebrosclerosis /ˌserɪbrəʊsklɪəˈrəʊsɪs/ 脑硬化	ce-re-bro-scle-ro-sis /ˌserɪbrəʊsklɪəˈrəʊsɪs/	cerebro-scler-osis /ˌserɪbrəʊsklɪəˈrəʊsɪs/ 脑－硬化－症
cerebrosarcoma /ˌserɪbrəʊsɑːˈkəʊmə/ 脑肉瘤	ce-re-bro-sar-co-ma /ˌserɪbrəʊsɑːˈkəʊmə/	cerebro-sarcoma /ˌserɪbrəʊsɑːˈkəʊmə/ 脑－肉瘤
cerebellipetal /ˌserɪbelɪˈpetəl/ 传向小脑的,传入小脑的	ce-re-be-lli-pe-tal /ˌserɪbelɪˈpetəl/	cerebelli-petal /ˌserɪbelɪˈpetəl/ 小脑－传入的

3) 与-mania(狂,癖)有关的医学术语组块

含-mania 的医学术语组块	"音节"组块	"构词形"组块
logomania /ˌlɒɡəʊˈmeɪnjə/ 言语癖	lo-go-ma-nia /ˌlɒɡəʊˈmeɪnjə/	logo-mania /ˌlɒɡəʊˈmeɪnjə/ 言语－癖
onychotillomania /ˌɒnɪkəʊˌtɪləˈmeɪnjə/ 剔甲癖	o-ny-cho-ti-llo-ma-nia /ˌɒnɪkəʊˌtɪləˈmeɪnjə/	onycho-tillo-mania /ˌɒnɪkəʊˌtɪləˈmeɪnjə/ 指甲－剔/拔－癖
megalomania /ˌmegələʊˈmeɪnɪə/ 自大狂	me-ga-lo-ma-nia /ˌmegələʊˈmeɪnɪə/	megalo-mania /ˌmegələʊˈmeɪnɪə/ 自大－发狂
oniomania /ˌɒnɪəʊˈmeɪnɪə/ 购物癖	o-nio-ma-nia /ˌɒnɪəʊˈmeɪnɪə/	onio-mania /ˌɒnɪəʊˈmeɪnɪə/ 购物－癖
kleptomania /ˌkleptəˈmeɪnɪə/ 盗窃癖	klep-to-ma-nia /ˌkleptəˈmeɪnɪə/	klepto-mania /ˌkleptəˈmeɪnɪə/ 盗窃－癖
pyromania /ˌpaɪrəʊˈmeɪnɪə/ 纵火狂	py-ro-ma-nia /ˌpaɪrəʊˈmeɪnɪə/	pyro-mania /ˌpaɪrəʊˈmeɪnɪə/ 火－发狂
monomania /ˌmɒnəʊˈmeɪnɪə/ 偏执狂	mo-no-ma-nia /ˌmɒnəʊˈmeɪnɪə/	mono-mania /ˌmɒnəʊˈmeɪnɪə/ 单一－发狂

4) 与 encephal/o(脑)有关的医学术语组块

含 encephal/o 的医学术语组块	"音节"组块	"构词形"组块
encephalocele /enˈsefələˌsiːl/ 脑膨出	en-ce-pha-lo-cele /enˈsefələˌsiːl/	encephalo-cele /enˈsefələˌsiːl/ 脑－膨出
encephalosclerosis /enˌsefələʊˌsklɪəˈrəʊsɪs/ 脑硬化	en-ce-pha-lo-scle-ro-sis /enˌsefələʊˌsklɪəˈrəʊsɪs/	encephalo-sclerosis /enˌsefələʊˌsklɪəˈrəʊsɪs/ 脑－硬化

续表

含 encephal/o 的医学术语组块	"音节"组块	"构词形"组块
encephalopyosis /enˌsefələupaɪˈəusɪs/ 脑脓肿	en-ce-pha-lo-py-o-sis /enˌsefələupaɪˈəusɪs/	encephalo-pyosis /enˌsefələupaɪˈəusɪs/ 脑－脓肿
encephalatrophy /enˌsefəˈlætrəfɪ/ 脑萎缩	en-ce-pha-la-tro-phy /enˌsefəˈlætrəfɪ/	encephal-atrophy /enˌsefəˈlætrəfɪ/ 脑－萎缩
encephalodysplasia /enˌsefələudɪsˈpleɪʒə/ 脑发育异常	en-ce-pha-lo-dys-pla-sia /enˌsefələudɪsˈpleɪʒə/	encephalo-dysplasia /enˌsefələudɪsˈpleɪʒə/ 脑－发育异常

5) 与 radicul/o (神经根) 或 gangli/o (神经节) 有关的医学术语组块

含 radicul/o 或 gangli/o 的医学术语组块	"音节"组块	"构词形"组块
radiculalgia /rəˌdɪkjʊˈlældʒɪə/ 神经根痛	ra-di-cu-lal-gia /rəˌdɪkjʊˈlældʒɪə/	radicul-algia /rəˌdɪkjʊˈlældʒɪə/ 神经根－痛
radiculopathy /rəˌdɪkjʊˈlɒpəθɪ/ 神经根病	ra-di-cu-lo-pa-thy /rəˌdɪkjʊˈlɒpəθɪ/	radiculo-pathy /rəˌdɪkjʊˈlɒpəθɪ/ 神经根－病
ganglioma /ˌgæŋglɪˈəumə/ 神经节细胞瘤	gan-gli-o-ma /ˌgæŋglɪˈəumə/	gangli-oma /ˌgæŋglɪˈəumə/ 神经节－瘤
ganglioplegia /ˌgæŋglɪəʊˈpliːdʒɪə/ 神经节麻痹	gan-glio-ple-gia /ˌgæŋglɪəʊˈpliːdʒɪə/	ganglio-plegia /ˌgæŋglɪəʊˈpliːdʒɪə/ 神经节－麻痹
gangliocytoma /ˌgæŋglɪəʊsaɪˈtəumə/ 神经节细胞瘤	gan-gli-o-cy-to-ma /ˌgæŋglɪəʊsaɪˈtəumə/	ganglio-cyt-oma /ˌgæŋglɪəʊsaɪˈtəumə/ 神经节－细胞－瘤

6) 与 mening/o(脑膜)有关的医学术语组块

含 mening/o 的医学术语组块	"音节"组块	"构词形"组块
meningocerebritis /məˌnɪŋgəʊˌserɪˈbraɪtɪs/ 脑膜脑炎	me-nin-go-ce-re-bri-tis /məˌnɪŋgəʊˌserɪˈbraɪtɪs/	meningo-cerebr-itis /məˌnɪŋgəʊˌserɪˈbraɪtɪs/ 脑膜－脑－炎
meningomalacia /məˌnɪŋgəʊməˈleɪʃɪə/ 脑膜软化	me-nin-go-ma-la-cia /məˌnɪŋgəʊməˈleɪʃɪə/	meningo-malacia /məˌnɪŋgəʊməˈleɪʃɪə/ 脑膜－软化
meningocele /məˈnɪŋgəˌsiːl/ 膜膨	me-nin-go-cele /məˈnɪŋgəˌsiːl/	meningo-cele /məˈnɪŋgəˌsiːl/ 脑膜－膨出
meningorrhagia /məˌnɪŋgəˈreɪdʒɪə/ 脑膜出血	me-nin-go-rrha-gia /məˌnɪŋgəˈreɪdʒɪə/	meningo-rrhagia /məˌnɪŋgəˈreɪdʒɪə/ 脑膜－出血
meningeorrhaphy /menɪnˈgɔːrəfɪ/ 脑膜缝术	me-nin-ge-o-rrha-phy /menɪnˈgɔːrəfɪ/	meningeo-rrhaphy /menɪnˈgɔːrəfɪ/ 脑膜－缝术

7) 与-paresis(轻瘫)或-plegia(瘫痪,麻痹)有关的医学术语组块

含-paresis 或-plegia 的医学术语组块	"音节"组块	"构词形"组块
paraplegia /ˌpærəˈpliːdʒɪə/ 半身不遂/截瘫	pa-ra-ple-gia /ˌpærəˈpliːdʒɪə/	para-plegia /ˌpærəˈpliːdʒɪə/ 在旁/在周围－瘫痪
panplegia /pænˈpliːdʒɪə/ 全麻痹,全瘫	pan-ple-gia /pænˈpliːdʒɪə/	pan-plegia /pænˈpliːdʒɪə/ 全－麻痹/瘫痪
quadriplegia /ˌkwɒdrɪˈpliːdʒɪə/ 四肢瘫痪	qua-dri-ple-gia /ˌkwɒdrɪˈpliːdʒɪə/	quadri-plegia /ˌkwɒdrɪˈpliːdʒɪə/ 四肢－瘫痪
hemiparesis /ˌhemɪˈpærɪsɪs/ 轻偏瘫；偏身轻瘫	he-mi-pa-re-sis /ˌhemɪˈpærɪsɪs/	hemi-paresis /ˌhemɪˈpærɪsɪs/ 偏身－轻瘫

续表

含-paresis 或-plegia 的医学术语组块	"音节"组块	"构词形"组块
monoparesis /ˌmɒnəʊpəˈriːsɪs/ 单肢轻瘫	mo-no-pa-re-sis /ˌmɒnəʊpəˈriːsɪs/	mono-paresis /ˌmɒnəʊpəˈriːsɪs/ 单肢－轻瘫
hemiparaplegia /ˌhemɪˌpærəˈpliːdʒɪə/ 偏侧下身麻痹/单侧截瘫	he-mi-pa-ra-ple-gia /ˌhemɪˌpærəˈpliːdʒɪə/	hemi-para-plegia /ˌhemɪˌpærəˈpliːdʒɪə/ 偏侧－副、旁－瘫
paraparesis /ˌpærəpəˈriːsɪs/ 下身轻瘫,下肢轻瘫	pa-ra-pa-re-sis /ˌpærəpəˈriːsɪs/	para-paresis /ˌpærəpəˈriːsɪs/ 在旁/在周围－轻瘫
tetraparesis /ˌtetrəpəˈriːsɪs/ 四肢轻瘫	te-tra-pa-re-sis /ˌtetrəpəˈriːsɪs/	tetra-paresis /ˌtetrəpəˈriːsɪs/ 四肢－轻瘫
hemiplegia /ˌhemɪˈpliːdʒɪə/ 半身麻痹,半身不遂	he-mi-ple-gia /ˌhemɪˈpliːdʒɪə/	hemi-plegia /ˌhemɪˈpliːdʒɪə/ 半身－麻痹/瘫痪
monoplegia /ˌmɒnəʊˈpliːdʒɪə/ 单瘫	mo-no-ple-gia /ˌmɒnəʊˈpliːdʒɪə/	mono-plegia /ˌmɒnəʊˈpliːdʒɪə/ 单个－瘫痪

8) 与 neur/o(神经)有关的医学术语组块

含 neur/o 的医学术语组块	"音节"组块	"构词形"组块
neurosis /njuˈrəʊsɪs/ 神经(官能)症	neu-ro-sis /njuˈrəʊsɪs/	neur-osis /njuˈrəʊsɪs/ 神经－症
neurectomy /njʊəˈrektəmɪ/ 神经切断术	neu-rec-to-my /njʊəˈrektəmɪ/	neur-ectomy /njʊəˈrektəmɪ/ 神经－切除术
neuralgia /njuˈrældʒə/ 神经痛	neu-ral-gia /njuˈrældʒə/	neur-algia /njuˈrældʒə/ 神经－痛

续表

含 neur/o 的医学术语组块	"音节"组块	"构词形"组块
neuroblast /'njʊərəblæst/ 神经母细胞	neu-ro-blast /'njʊərəblæst/	neuro-blast /'njʊərəblæst/ 神经－母细胞
neurolysis /njʊə'rɒlɪsɪs/ 神经松解术	neu-ro-ly-sis /njʊə'rɒlɪsɪs/	neuro-lysis /njʊə'rɒlɪsɪs/ 神经－松解术
neurectopia /ˌnjʊərek'təʊpɪə/ 神经异位	neu-rec-to-pia /ˌnjʊərek'təʊpɪə/	neur-ectopia /ˌnjʊərek'təʊpɪə/ 神经－异位

6.7 内分泌系统

6.7.1 内分泌系统简介

内分泌系统(Endocrine System)包括内分泌腺体,如垂体、甲状腺、甲状旁腺、胰腺、肾上腺、性腺等,也包括分散存在于其他器官组织中的内分泌组织,如胰腺内的胰岛、睾丸内的间质细胞、卵巢内的卵泡细胞及黄体细胞。内分泌系统通过分泌激素来调节机体的新陈代谢、生长、发育等过程。激素通过识别和结合靶细胞的特异性受体产生生物效应。正常情况下各种激素水平保持平衡,如果因为某种原因使这种平衡被打破(比如:某种激素分泌过多或过少)就会造成内分泌失调。

6.7.2 常见词根词缀及其记忆要点

词根词缀	英文意思	词例	记忆要点
aden/o	gland	adenoma	aden/o(腺体)与 adren/o(肾上腺)为形近组块,后者比前者多了字母 r,由 r 可联想到 ren/o(肾脏),因此 adren/o 为"肾上腺"。
adren/o	adrenal gland	adrenalin	
corti-	cortex	corticosteroid	由 corti-联想到 cortex(皮质)。

续表

词根词缀	英文意思	词例	记忆要点
gluc/o	glucose，sugar	glucogon	gluc/o、glyc/o 与 glycos/o 为近形同义词组块,均表示"糖",因此可以组块后记忆。
glyc/o	glucose，sugar	glycoprotein	
glycos/o	glucose，sugar	glycosuria	
oophor/o	ovary	oophoritis	oophor/o(卵巢)这个词素里面含有 4 个 o,可联想到"卵圆形",进而联想到"圆形的卵子"。
pancreat/o	pancreas	pancreatitis	pancreat/o(胰腺)词素可被拆分为 panc-rea-to 三个音节组块后记忆。pan-表示"全",-kreas 表示"肉",可联想为"胰腺全是由肉组成"。
thyroid/o	thyroid gland	thyroiditis	thyrod/o(甲状腺)前加上前缀 para-(在旁边)就构成了 parathyroid/o(甲状旁腺),二者为词形相近组块。
parathyroid/o	parathyroid gland	parathyroiditis	
pituitar/o	pituitary gland	pituitary	pituitar/o(垂体)词素可被拆分为 pi-tu-i-ta-ro 五个音节组块后记忆。
thym/o	thymus gland	thymocin	thym/o(胸腺)词素可被拆分为 thy-mo 两个音节组块后记忆。

6.7.3 常见医学术语组块

1) 与 aden/o (腺)有关的医学术语组块

含 aden/o 的医学术语组块	"音节"组块	"构词形"组块
adenolipoma /ˌædɪnəʊlɪˈpəʊmə/ 脂肪瘤	a-de-no-li-po-ma /ˌædɪnəʊlɪˈpəʊmə/	adeno-lip-oma /ˌædɪnəʊlɪˈpəʊmə/ 腺体－脂肪－瘤
adenectopia /ˌædɪnekˈtəʊpɪə/ 腺异位	a-de-nec-to-pia /ˌædɪnekˈtəʊpɪə/	aden-ectopia /ˌædɪnekˈtəʊpɪə/ 腺－异位

续表

含 aden/o 的医学术语组块	"音节"组块	"构词形"组块
adenofibroma /ˌædɪnəʊfaɪˈbrəʊmə/ 腺纤维瘤	a-de-no-fi-bro-ma /ˌædɪnəʊfaɪˈbrəʊmə/	adeno-fibr-oma /ˌædɪnəʊfaɪˈbrəʊmə/ 腺－纤维－瘤
adenoblast /ˈædɪnəʊˌblɑːst/ 成腺细胞	a-de-no-blast /ˈædɪnəʊˌblɑːst/	adeno-blast /ˈædɪnəʊˌblɑːst/ 腺－成……细胞
adenemphraxis /ˌædɪnemˈfræksɪs/ 腺阻塞	a-de-nem-phraxis /ˌædɪnemˈfræksɪs/	aden-emphraxis /ˌædɪnemˈfræksɪs/ 腺－阻塞

2) 与 adren/o(肾上腺)有关的医学术语组块

含 adren/o 的医学术语	"音节"组块	"构词形"组块
adrenalinuria /əˌdrenəlɪˈnjʊərɪə/ 肾上腺素尿	a-dre-na-li-nu-ria /əˌdrenəlɪˈnjʊərɪə/	adrenalin-uria /əˌdrenəlɪˈnjʊərɪə/ 肾上腺素－尿
adrenotoxin /əˌdriːnəʊˈtɒksɪn/ 肾上腺毒素	a-dre-no-toxin /əˌdriːnəʊˈtɒksɪn/	adreno-toxin /əˌdriːnəʊˈtɒksɪn/ 肾上腺－毒素
adrenolysis /ˌædrɪˈnɒlɪsɪs/ 肾上腺抑制	a-dre-no-ly-sis /ˌædrɪˈnɒlɪsɪs/	adreno-lysis /ˌædrɪˈnɒlɪsɪs/ 肾上腺－分解
adrenotropic /ˌædriːnəʊˈtrɒpɪk/ 促肾上腺的	a-dre-no-tro-pic /ˌædriːnəʊˈtrɒpɪk/	adreno-tropic /ˌædriːnəʊˈtrɒpɪk/ 肾上腺－促……的

3) 与 cortic/o(皮质)有关的医学术语组块

含 cortic/o 的医学术语组块	"音节"组块	"构词形"组块
corticopetal /ˌkɔːtɪkəʊˈpetəl/ 向皮质的,间皮质的	cor-ti-co-pe-tal /ˌkɔːtɪkəʊˈpetəl/	cortico-petal /ˌkɔːtɪkəʊˈpetəl/ 皮质－朝向……的

续表

含 cortic/o 的医学术语组块	"音节"组块	"构词形"组块
mineralocorticoid /ˌmɪnərələʊˈkɔːtɪkɔɪd/ 盐皮质激素	mi-ne-ra-lo-cor-ti-coid /ˌmɪnərələʊˈkɔːtɪkɔɪd/	mineralo-cortic-oid /ˌmɪnərələʊˈkɔːtɪkɔɪd/ 矿物质－皮质－类似……的
corticofugal /ˌkɔːtɪkəlˈfjuɡəl/ 离皮质的,离皮层的	cor-ti-co-fu-gal /ˌkɔːtɪkəlˈfjuɡəl/	cortico-fugal /ˌkɔːtɪkəlˈfjuɡəl/ 皮质－离开……的
corticectomy /ˌkɔːtɪˈsektəmɪ/ 脑皮层切除术	cor-ti-cec-to-my /ˌkɔːtɪˈsektəmɪ/	cortic-ectomy /ˌkɔːtɪˈsektəmɪ/ 皮层－切除术

4) 与 galact/o(泌乳)有关的医学术语组块

含 galact/o 的医学术语组块	"音节"组块	"构词形"组块
galactorrhea /ɡəˌlæktəˈriːə/ 乳漏	ga-lac-to-rrhea /ɡəˌlæktəˈriːə/	galacto-rrhea /ɡəˌlæktəˈriːə/ 乳－液溢
galactoschesis /ɡəˌlæktəˈskɪsɪs/ 乳液积滞	ga-lac-to-sche-sis /ɡəˌlæktəˈskɪsɪs/	galacto-schesis /ɡəˌlæktəˈskɪsɪs/ 乳液－抑制
galactemia /ˌɡælækˈtiːmɪə/ 乳血症	ga-lac-te-mia /ˌɡælækˈtiːmɪə/	galact-emia /ˌɡælækˈtiːmɪə/ 乳－血症
galactopoiesis /ɡəˌlæktəʊpɔɪˈiːsɪs/ 乳汁产生	ga-lac-to-poi-e-sis /ɡəˌlæktəʊpɔɪˈiːsɪs/	galacto-poiesis /ɡəˌlæktəʊpɔɪˈiːsɪs/ 乳汁－产生
galactogenous /ɡæˈlæktədʒenəs/ 生乳的,催乳的	ga-lac-to-ge-nous /ɡæˈlæktədʒenəs/	galacto-genous /ɡæˈlæktədʒenəs/ 乳－产生……的

5) 与 myx/o(黏液) 有关的医学术语组块

含 myx/o 的医学术语组块	"音节"组块	"构词形"组块
myxasthenia /ˌmɪksəsˈθiːnɪə/ 黏液分泌不足	my-xas-the-nia /ˌmɪksəsˈθiːnɪə/	myx-asthenia /ˌmɪksəsˈθiːnɪə/ 黏液－乏力/虚弱
myxomatosis /ˌmɪksəʊməˈtəʊsɪs/ 兔黏液瘤病	my-xo-ma-to-sis /ˌmɪksəʊməˈtəʊsɪs/	myx-omat-osis /ˌmɪksəʊməˈtəʊsɪs/ 黏液－瘤－病
myxedema /ˌmɪksəˈdiːmə/ 黏液水肿	my-xe-de-ma /ˌmɪksəˈdiːmə/	myx-edema /ˌmɪksəˈdiːmə/ 黏液－水肿
myxoid /ˈmɪksɔɪd/ 黏液状的	my-xoid /ˈmɪksɔɪd/	myx-oid /ˈmɪksɔɪd/ 黏液－……状的
myxofibroma /ˌmɪksəʊfaɪˈbrəʊmə/ 黏液纤维瘤	my-xo-fi-bro-ma /ˌmɪksəʊfaɪˈbrəʊmə/	myxo-fibr-oma /ˌmɪksəʊfaɪˈbrəʊmə/ 黏液－纤维－瘤
myxopoiesis /ˌmɪksəʊpɔɪˈɪsɪs/ 黏液生成	my-xo-poi-esis /ˌmɪksəʊpɔɪˈɪsɪs/	myxo-poiesis /ˌmɪksəʊpɔɪˈɪsɪs/ 黏液－生成

6) 与 pancreat/o(胰腺) 有关的医学术语组块

含 pancreat/o 的医学术语	"音节"组块	"构词形"组块
pancreatomegaly /ˌpænkrɪətəʊˈmegəlɪ/ 胰腺增大	pan-crea-to-me-ga-ly /ˌpænkrɪətəʊˈmegəlɪ/	pancreato-megaly /ˌpænkrɪətəʊˈmegəlɪ/ 胰腺－增大
pancreatolith /ˌpænkrɪˈætəlɪθ/ 胰石	pan-crea-to-lith /ˌpænkrɪˈætəlɪθ/	pancreato-lith /ˌpænkrɪˈætəlɪθ/ 胰－石
pancreatitis /ˌpænkrɪəˈtaɪtɪs/ 胰腺炎	pan-crea-ti-tis /ˌpænkrɪəˈtaɪtɪs/	pancreat-itis /ˌpænkrɪəˈtaɪtɪs/ 胰腺－炎

续表

含 pancreat/o 的医学术语	"音节"组块	"构词形"组块
pancreatopathy /ˌpæŋkrɪəˈtɒpəθɪ/ 胰腺病	pan-crea-to-pa-thy /ˌpæŋkrɪəˈtɒpəθɪ/	pancreato-pathy /ˌpæŋkrɪəˈtɒpəθɪ/ 胰腺－病
pancreatemphraxis /ˌpæŋkrɪətemˈfræksɪs/ 胰管梗阻	pan-crea-tem-phra-xis /ˌpæŋkrɪətemˈfræksɪs/	pancreat-emphraxis /ˌpæŋkrɪətemˈfræksɪs/ 胰管－梗阻

7) 与 thym/o (胸腺) 有关的医学术语组块

含 thym/o 的医学术语组块	"音节"组块	"构词形"组块
thymitis /θaɪˈmaɪtɪs/ 胸腺炎	thy-mi-tis /θaɪˈmaɪtɪs/	thym-itis /θaɪˈmaɪtɪs/ 胸腺－炎
thymocyte /ˈθaɪməsaɪt/ 胸腺细胞	thy-mo-cyte /ˈθaɪməsaɪt/	thymo-cyte /ˈθaɪməsaɪt/ 胸腺－细胞
thymoma /θaɪˈməʊmə/ 胸腺瘤	thy-mo-ma /θaɪˈməʊmə/	thym-oma /θaɪˈməʊmə/ 胸腺－瘤
thymectomy /θaɪˈmektəmɪ/ 胸腺切除术	thy-mec-to-my /θaɪˈmektəmɪ/	thym-ectomy /θaɪˈmektəmɪ/ 胸腺－切除术
thymolysis /θaɪˈmɒlɪsɪs/ 胸腺溶解	thy-mo-ly-sis /θaɪˈmɒlɪsɪs/	thymo-lysis /θaɪˈmɒlɪsɪs/ 胸腺－溶解

8) 与 thyr/o (甲状腺) 有关的医学术语组块

含 thyr/o 的医学术语组块	"音节"组块	"构词形"组块
thyropenia /ˌθaɪrəʊˈpiːnɪə/ 甲状腺机能不全	thy-ro-pe-nia /ˌθaɪrəʊˈpiːnɪə/	thyro-penia /ˌθaɪrəʊˈpiːnɪə/ 甲状腺－不足/减少

含 thyr/o 的医学术语组块	"音节"组块	"构词形"组块
thyrocele /ˈθaɪrəsiːl/ 甲状腺肿	thy-ro-cele /ˈθaɪrəsiːl/	thyro-cele /ˈθaɪrəsiːl/ 甲状腺-肿
hypothyroidism /ˌhaɪpəʊˈθaɪrɔɪdɪzəm/ 甲状腺功能减退	hy-po-thy-roi-dism /ˌhaɪpəʊˈθaɪrɔɪdɪzəm/	hypo-thyroid-ism /ˌhaɪpəʊˈθaɪrɔɪdɪzəm/ 减退-甲状腺-功能状态
euthyroidism /juːˈθaɪrɔɪdɪzm/ 甲状腺功能正常	eu-thy-roi-dism /juːˈθaɪrɔɪdɪzm/	eu-thyroid-ism /juːˈθaɪrɔɪdɪzm/ 正常-甲状腺-功能状态
hyperthyroidism /ˌhaɪpəˈθaɪrɔɪdɪzəm/ 甲状腺功能亢进症	hy-per-thy-roi-dism /ˌhaɪpəˈθaɪrɔɪdɪzəm/	hyper-thyroid-ism /ˌhaɪpəˈθaɪrɔɪdɪzəm/ 亢进-甲状腺-功能状态

6.8 生殖系统

6.8.1 生殖系统简介

生殖系统(Reproductive System)是生物体产生生殖细胞用以繁殖后代的系统。男性生殖系统主要由睾丸、附睾、输精管、射精管、尿道、附属腺(精囊腺、前列腺、尿道球腺)、阴囊和阴茎组成。女性生殖系统主要包括外阴、阴道、子宫、输卵管及卵巢。生殖系统的功能除了产生生殖细胞、繁殖新个体,还分泌性激素和维持副性征。许多影响生殖系统功能的因素都可能会导致不孕。男性生殖系统常见的疾病包括炎症、性传播疾病、性功能障碍、精索静脉曲张、包茎、包皮过长、睾丸扭转、鞘膜积液等。女性生殖系统常见疾病包括炎症、肿瘤、月经失调、不孕不育等。

6.8.2 常见词根词缀及其记忆要点

词根词缀	英文意思	词例	记忆要点
amni/o	amnion	amniocentesis	amni/o(羊膜)与 chori/o(绒毛膜)二者都表示一种"膜",因此,可以组块后记忆。
chori/o	chorion	choriocarcinoma	

续表

词根词缀	英文意思	词例	记忆要点
colp/o	vagina	colpomycosis	colp/o（阴道）与 vagin/o（阴道）为异形同义组块，因此，可以组块后记忆。
vagin/o	vagina	vaginal	
cyes/i	pregnancy	cyesiognosis	cyes/i（妊娠）与 gravid/o（妊娠）为异形同义组块，因此，可以组块后记忆。
gravid/o	pregnancy	gravidarum	
embry/o	embryo	embryogenesis	embry/o（胚胎）、fet/o（胎儿）、nat/o（出生）或 nat/i（出生）均与胎儿发育阶段有关，因此，可将它们组块后记忆。
fet/o	fetus	fetation	
nat/o，nat/i	birth	neonatal	
endometri/o	endometrium	endometriosis	endometri/o（子宫内膜）与 myometri/o（子宫肌层）为词形相近组块，二者词根均含有 metri/o（子宫）。endometri/o 由 endo-（内）+ metri/o（子宫）两个组块构成；myometri/o 由 myo-（肌肉）+ metri/o（子宫）两个组块构成。
myometri/o	myometrium	myometrial	
episi/o	vulva	episiotomy	episi/o 与 vulv/o 为异形同义组块，二者都表示 vulva（外阴）。
vulv/o	vulva	vulvodynia	
genit/o	genitalia	genitourinary	genit/o（生殖器）与 gonad/o（性腺）均与生殖有关，且二者为近形词素组块。
gonad/o	sex glands	gonadotropin	
men/o	menstruation	menopause	由 men/o 拼写联想到 month（月），再联想到 monthly period（月经）。
hyster/o	uterus	hysterectomy	hyster/o、uter/o、metr/o 与 metri/o 为异形同义组块，均表示"子宫"。
uter/o	uterus	uterine	
metr/o metri/o	uterus	endometriosis	
mamm/o	breast	mammogram	mamm/o（乳房）读音听起来像"妈妈"的汉语拼音。mamm/o 与 lact/o，galact/o 以及 papill/o 均与"乳"有关，乳房（mamm/o）泌乳（lact/o 或 galact/o），乳汁从乳头（papill/o）溢出。
lact/o galact/o	milk	lactation galactorrhea	
papill/o	nipple	papilla	

续表

词根词缀	英文意思	词例	记忆要点
null/i	none	nullipara	几个词素均表示生产次数,null/i 表示"零次",prim/i 表示"初次",mult/i 表示"多次"。
prim/i	first	primipara	
mult/i	multiple	multipara	
oophor/o	ovary	oophorectomy	oophor/o、ov/o、ov/i、ovul/o 这几个词素拼写中均含有字母 o,形似卵子。可以将这几个词素联想为"伞毛(fimbri/o)将卵子(oophor/o、ov/o、ov/i、ovu/o)扫入输卵管(salping/o)"。
ov/o, ov/i ovul/o	egg, ovum	ovulation	
fimbri/o	fimbria	fimbriatum	
salping/o	fallopian tube	salpingostomy	
andr/o	male	androgen	二者均表示性别,andr/o 表示"男性,雄性",其发音/'ændrəʊ/听起来像"安卓",gynec/o 或 gyn/o 表示"女性,雌性",由首字母 g 联想到 girl。
gynec/o gyn/o	woman, female	gynecology	
phall/o	phallus, penis	phallic	phall/o(阴茎)、balan/o(龟头)与 scrot/o(阴囊)均与男性外生殖器解剖结构有关,因此,可以组块后记忆。
balan/o	glans penis	balanoplasty	
scrot/o	scrotum	scrotitis	
epididym/o	epididymis	epididymitis	epididym/o 由 epi-(表面/上面)+ didym/o(睾丸)两个构词形组块,联想到"附于睾丸上方的结构就是附睾"。
sperm/o	spermatozoon	spermal	sperm/o 与 spermat/o 为近形同义组块,均表示"精子"。
spermat/o	spermatozoa	spermatocyte	
test/o testicul/o didym/o orchid/o	testis, testicle	testosterone epididymitis orchitis	这几个词素均表示"睾丸",test/o 与 testicul/o 拼写里均含有 test(考验),可联想为"是好男儿就要经得起考验";didym/o 读音/'diːdɪməʊ/听起来像"弟弟们",联想到"睾丸是弟弟们特有的器官";orchid/o 拼写里面含有 chid,其拼写类似 child(孩子),可联想为"睾丸的功能与传宗接代(生育小孩)有关"。

6.8.3 常见医学术语组块

1）与 andr/o（雄性，男性）有关的医学术语组块

含 andr/o 的医学术语组块	"音节"组块	"构词形"组块
androgyny /æn'drɒdʒɪnɪ/ 雌雄同体	an-dro-gy-ny /æn'drɒdʒɪnɪ/	andro-gyny /æn'drɒdʒɪnɪ/ 雄－雌
androphobia /ˌændrə'fəʊbɪə/ 恐男症	an-dro-pho-bia /ˌændrə'fəʊbɪə/	andro-phobia /ˌændrə'fəʊbɪə/ 男性－恐怖
androblastoma /ˌændrəʊblæs'təʊmə/ 男性母细胞瘤	an-dro-blas-to-ma /ˌændrəʊblæs'təʊmə/	andro-blast-oma /ˌændrəʊblæs'təʊmə/ 雄性－母细胞－瘤
androgynous /æn'drɒdʒənəs/ 雌雄同体	an-dro-gy-nous /æn'drɒdʒənəs/	andro-gyn-ous /æn'drɒdʒənəs/ 雄－雌－有关……的
androgen /'ændrədʒən/ 雄激素	an-dro-gen /'ændrədʒən/	andro-gen /'ændrədʒən/ 雄性－产生/原

2）与 epididym/o（附睾）有关的医学术语组块

含 epididym/o 的医学术语组块	"音节"组块	"构词形"组块
epididymotomy /ˌepɪˌdɪdɪ'mɒtəmɪ/ 附睾切开术	e-pi-di-dy-mo-to-my /ˌepɪˌdɪdɪ'mɒtəmɪ/	epididymo-tomy /ˌepɪˌdɪdɪ'mɒtəmɪ/ 附睾－切开术
epididymitis /ˌepɪˌdɪdɪ'maɪtɪs/ 附睾炎	e-pi-di-dy-mi-tis /ˌepɪˌdɪdɪ'maɪtɪs/	epididym-itis /ˌepɪˌdɪdɪ'maɪtɪs/ 附睾－炎
epididymography /ˌepɪdɪdɪ'mɒɡrəfɪ/ 附睾造影	e-pi-di-dy-mo-gra-phy /ˌepɪdɪdɪ'mɒɡrəfɪ/	epididymo-graphy /ˌepɪdɪdɪ'mɒɡrəfɪ/ 附睾－造影
epididymoplasty /ˌepɪ'dɪdɪməʊˌplæstɪ/ 附睾成形术	e-pi-di-dy-mo-plas-ty /ˌepɪ'dɪdɪməʊˌplæstɪ/	epididymo-plasty /ˌepɪ'dɪdɪməʊˌplæstɪ/ 附睾－成形术

续表

含 epididym/o 的医学术语组块	"音节"组块	"构词形"组块
epididymectomy /epɪdɪdɪˈmektəmɪ/ 附睾切除	e-pi-di-dy-mec-to-my /epɪdɪdɪˈmektəmɪ/	epididym-ectomy /epɪdɪdɪˈmektəmɪ/ 附睾-切除术

3) 与 balan/o(龟头/阴茎头)有关的医学术语组块

含 balan/o 的医学术语组块	"音节"组块	"构词形"组块
balanoposthomycosis /ˌbælənəʊˌpɒsθəmaɪˈkəʊsɪs/ 阴茎头霉菌病	ba-la-no-pos-tho-my-co-sis /ˌbælənəʊˌpɒsθəmaɪˈkəʊsɪs/	balano-postho-myc-osis /ˌbælənəʊˌpɒsθəmaɪˈkəʊsɪs/ 阴茎头-包皮-真菌-病
balanoplasty /ˈbælənəˌplæstɪ/ 龟头成形术	ba-la-no-plas-ty /ˈbælənəˌplæstɪ/	balano-plasty /ˈbælənəˌplæstɪ/ 龟头-成形术
balanorrhagia /ˌbælənəʊˈreɪdʒɪə/ 龟头脓溢	ba-la-no-rrhagia /ˌbælənəʊˈreɪdʒɪə/	balano-rrhagia /ˌbælənəʊˈreɪdʒɪə/ 龟头-大出血
balanocele /ˈbælənəˌsiːl/ 龟头膨出	ba-la-no-cele /ˈbælənəˌsiːl/	balano-cele /ˈbælənəˌsiːl/ 龟头-膨出
balanoposthitis /ˌbælənəʊpɒsˈθaɪtɪs/ 龟头包皮炎	ba-la-no-pos-thi-tis /ˌbælənəʊpɒsˈθaɪtɪs/	balano-posth-itis /ˌbælənəʊpɒsˈθaɪtɪs/ 龟头-包皮-炎

4) 与 orchi/o 或 orchid/o(睾丸)有关的医学术语组块

含 orchi/o 或 orchid/o 的医学术语组块	"音节"组块	"构词形"组块
synorchism /sɪˈnɔːkɪzəm/ 睾丸粘连	sy-nor-chism /sɪˈnɔːkɪzəm/	syn-orch-ism /sɪˈnɔːkɪzəm/ 聚合-睾丸-症
monorchism /mɒˈnɔːkɪzəm/ 单睾丸	mo-nor-chi-sm /mɒˈnɔːkɪzəm/	mon-orch-ism /mɒˈnɔːkɪzəm/ 单个-睾丸-症

续表

含 orchi/o 或 orchid/o 的医学术语组块	"音节"组块	"构词形"组块
polyorchism /ˌpɒlɪˈɔːkɪzəm/ 多睾	po-ly-or-chism /ˌpɒlɪˈɔːkɪzəm/	poly-orch-ism /ˌpɒlɪˈɔːkɪzəm/ 多个－睾丸－症
orchiocele /ˈɔːkɪəˌsiːl/ 阴囊疝	or-chio-cele /ˈɔːkɪəˌsiːl/	orchio-cele /ˈɔːkɪəˌsiːl/ 睾丸－膨出/疝
anorchism /əˈnɔːkɪzəm/ 无睾（畸形）	a-nor-chi-sm /əˈnɔːkɪzəm/	an-orch-ism /əˈnɔːkɪzəm/ 无－睾丸－症
cryptorchism /krɪpˈtɔːkɪzəm/ 隐睾病	cryp-tor-chism /krɪpˈtɔːkɪzəm/	crypt-orch-ism /krɪpˈtɔːkɪzəm/ 隐藏－睾丸－症

5）与 osche/o（阴囊）有关的医学术语组块

含 osche/o 的医学术语组块	"音节"组块	"构词形"组块
hematoscheocele /ˌheməˈtɒskɪəsiːl/ 阴囊积血	he-ma-to-scheo-cele /ˌheməˈtɒskɪəsiːl/	hemat-oscheo-cele /ˌheməˈtɒskɪəsiːl/ 血－阴囊－肿
oscheolith /ˈɒskɪəlɪθ/ 阴囊石	os-cheo-lith /ˈɒskɪəlɪθ/	oscheo-lith /ˈɒskɪəlɪθ/ 阴囊－石
oschelephantiasis /ˌɒskəlɪfənˈtaɪəsɪs/ 阴囊象皮病	os-che-le-phan-tia-sis /ˌɒskəlɪfənˈtaɪəsɪs/	osch-elephant-iasis /ˌɒskəlɪfənˈtaɪəsɪs/ 阴囊－大象-病
oscheoma /ˌɒskɪˈəʊmə/ 阴囊瘤	os-che-o-ma /ˌɒskɪˈəʊmə/	osche-oma /ˌɒskɪˈəʊmə/ 阴囊－瘤
oscheocele /ˈɒskɪəˌsiːl/ 阴囊肿大	os-cheo-cele /ˈɒskɪəˌsiːl/	oscheo-cele /ˈɒskɪəˌsiːl/ 阴囊－疝/膨出/肿

6) 与 phall/o（阴茎）有关的医学术语组块

含 phall/o 的医学术语组块	"音节"组块	"构词形"组块
phallocrypsis /ˌfæləʊˈkrɪpsɪs/ 阴茎退缩	pha-llo-cryp-sis /ˌfæləʊˈkrɪpsɪs/	phallo-crypsis /ˌfæləʊˈkrɪpsɪs/ 阴茎-退缩
phalloncus /fæˈlɒŋkəs/ 阴茎肿	pha-llon-cus /fæˈlɒŋkəs/	phall-oncus /fæˈlɒŋkəs/ 阴茎-肿
phalloplasty /ˈfæləˌplæstɪ/ 阴茎成形术	pha-llo-plas-ty /ˈfæləˌplæstɪ/	phallo-plasty /ˈfæləˌplæstɪ/ 阴茎-成形术
phallectomy /fæˈlektəmɪ/ 阴茎切除术	pha-llec-to-my /fæˈlektəmɪ/	phall-ectomy /fæˈlektəmɪ/ 阴茎-切除术
phallocampsis /ˌfæləʊˈkæmpsɪs/ 阴茎弯曲	pha-llo-camp-sis /ˌfæləʊˈkæmpsɪs/	phallo-campsis /ˌfæləʊˈkæmpsɪs/ 阴茎-弯曲

7) 与 prostat/o（前列腺）有关的医学术语组块

含 prostat/o 的医学术语组块	"音节"组块	"构词形"组块
prostatomegaly /ˌprɒstətəʊˈmegəlɪ/ 前列腺肥大	pro-sta-to-me-ga-ly /ˌprɒstətəʊˈmegəlɪ/	prostato-megaly /ˌprɒstətəʊˈmegəlɪ/ 前列腺-增大
prostatitis /ˌprɒstəˈtaɪtɪs/ 前列腺炎	pro-sta-ti-tis /ˌprɒstəˈtaɪtɪs/	prostat-itis /ˌprɒstəˈtaɪtɪs/ 前列腺-炎
prostatectomy /ˌprɒstəˈtektəmɪ/ 前列腺切除术	pro-sta-tec-to-my /ˌprɒstəˈtektəmɪ/	prostat-ectomy /ˌprɒstəˈtektəmɪ/ 前列腺-切除术
prostatotomy /ˌprɒstəˈtɒtəmɪ/ 前列腺切开术	pro-sta-to-to-my /ˌprɒstəˈtɒtəmɪ/	prostato-tomy /ˌprɒstəˈtɒtəmɪ/ 前列腺-切开术
prostatolith /prɒsˈteɪtəʊlɪθ/ 前列腺结石	pro-sta-to-li-th /prɒsˈteɪtəʊlɪθ/	prostato-lith /prɒsˈteɪtəʊlɪθ/ 前列腺-石

8) 与 vas/o(输精管) 或 vesicul/o(精囊) 有关的医学术语组块

含 vas/o 或 vesicul/o 的医学术语组块	"音节"组块	"构词形"组块
vasoligation /ˈvæsəʊlɪˈgeɪʃən/ 输精管结扎术	va-so-li-ga-tion /ˈvæsəʊlɪˈgeɪʃən/	vaso-ligation /ˈvæsəʊlɪˈgeɪʃən/ 输精管-结扎
vasovasostomy /ˌveɪzəʊvæˈsɒstəmɪ/ 输精管吻合术	va-so-va-sos-to-my /ˌveɪzəʊvæˈsɒstəmɪ/ 输精管吻合术	vaso-vaso-stomy /ˌveɪzəʊvæˈsɒstəmɪ/ 输精管－输精管－吻合术
vasectomy /vəˈsektəmɪ/ 输精管切除术	va-sec-to-my /vəˈsektəmɪ/	vas-ectomy /vəˈsektəmɪ/ 输精管－切除术
vesiculotomy /vɪˌsɪkjʊˈlɒtəmɪ/ 精囊切开术	ve-si-cu-lo-to-my /vɪˌsɪkjʊˈlɒtəmɪ/	vesiculo-tomy /vɪˌsɪkjʊˈlɒtəmɪ/ 精囊－切开术
vesiculogram /vɪˈsɪkjʊləgræm/ 精囊造影片	ve-si-cu-lo-gram /vɪˈsɪkjʊləgræm/	vesiculo-gram /vɪˈsɪkjʊləgræm/ 精囊－造影照片

9) 与 amni/o(羊膜) 有关的医学术语组块

含 amni/o 的医学术语组块	"音节"组块	"构词形"组块
amniotomy /ˌæmnɪˈɒtəmɪ/ 羊膜穿破术	am-ni-o-to-my /ˌæmɪnɪˈɒtəmɪ/	amnio-tomy /ˌæmnɪˈɒtəmɪ/ 羊膜－切开术
amniorrhea /ˌæmnɪəʊˈriːə/ 羊水溢	am-nio-rrhea /ˌæmnɪəʊˈriːə/	amnio-rrhea /ˌæmnɪəʊˈriːə/ 羊膜－液溢
amniocentesis /ˌæmnɪəʊsenˈtiːsɪs/ 羊膜穿刺术	am-nio-cen-te-sis /ˌæmnɪəʊsenˈtiːsɪs/	amnio-centesis /ˌæmnɪəʊsenˈtiːsɪs/ 羊膜－穿刺术
amniorrhexis /ˌæmnɪəˈreksɪs/ 羊膜破裂	am-nio-rrhex-is /ˌæmnɪəˈreksɪs/	amnio-rrhexis /ˌæmnɪəˈreksɪs/ 羊膜－破裂

续表

含 amni/o 的医学术语组块	"音节"组块	"构词形"组块
amnioscopy /ˌæmnɪˈɒskəpɪ/ 羊膜镜检	am-ni-os-co-py /ˌæmnɪˈɒskəpɪ/	amnio-scopy /ˌæmnɪˈɒskəpɪ/ 羊膜－镜检

10) 与 fet/o(胎儿)有关的医学术语组块

含 fet/o 的医学术语组块	"音节"组块	"构词形"组块
fetometry /fiːˈtɒmɪtrɪ/ 胎儿测量法	fe-to-me-try /fiːˈtɒmɪtrɪ/	feto-metry /fiːˈtɒmɪtrɪ/ 胎儿－测量法
feticide /ˈfiːtɪsaɪd/ 堕胎	fe-ti-cide /ˈfiːtɪsaɪd/	feti-cide /ˈfiːtɪsaɪd/ 胎儿－杀
fetoscope /ˈfiːtəskəʊp/ 胎心听诊器	fe-to-scope /ˈfiːtəskəʊp/	feto-scope /ˈfiːtəskəʊp/ 胎心－视镜
fetopathy /fiːˈtɒpəθɪ/ 胎儿病	fe-to-pa-thy /fiːˈtɒpəθɪ/	feto-pathy /fiːˈtɒpəθɪ/ 胎儿－病

6.9 淋巴造血系统

6.9.1 淋巴造血系统简介

淋巴造血系统(Lymphatic and Hematopoietic System)包括淋巴组织(lymphoid tissue)和髓性组织(myeloid tissue)两个部分。淋巴组织包括胸腺、脾脏、淋巴结以及在人体广泛分布的淋巴组织;髓性组织主要由骨髓和各种血细胞成分构成,包括红细胞和白细胞(粒细胞、淋巴细胞、单核细胞等)。人体造血系统主要包括肝脏、脾、肾、胸腺、淋巴结和骨髓。淋巴系统是人体非常重要的免疫系统,主要功能是杀灭细菌、吞噬病毒、排泄身体的废物、调节体内的环境平衡,从而起到预防疾病和增强体质的作用。

6.9.2 常见词根词缀及其记忆要点

词根词缀	英文意思	词例	记忆要点
carcin/o	cancerous	carcinoma	carcin/o、onc/o 与-oma 为同义构词形组块,均表示"肿瘤"。
onc/o	swelling, tumor	oncology	
-oma	tumor, neoplasm	sarcoma	
cyto/o	cell	cytology	cyt/o(细胞)与 leukocyt/o(白细胞)和 erythrocyt/o(红细胞)为上下义关系,且词形相近,因此,三者可组块后记忆。
leukocyt/o	white blood cell	leukocyte	
erythrocyt/o	red blood cell	erythrocyte	
aden/o	gland	lymphadenopathy	aden/o(腺体)与 tonsill/o(扁桃腺)、thym/o(胸腺)、lien/o(脾)及 splen/o(脾)为上下义关系,可组块后记忆。
tonsill/o	tonsil	tonsillitis	
thym/o	thymus gland	athymia	
lien/o	spleen	lienal	
splen/o	spleen	splenomegaly	
lymph/o	lymph	lymphoid	lymph/o(淋巴)与 lymphaden/o(淋巴腺)为近形词素组块,二者均含有 lymph(淋巴),因此,可组块后记忆。
lymphaden/o	lymph node	lymphadenectomy	
lymphangi/o	lymphatic vessel	lymphangioma	
-penia	deficiency of	leukopenia	-penia(减少)与-poiesis(生成)为反义构词形组块。
-poiesis	formation, production	hemotopoiesis	
chrom/o chromat/o	color	chromatography	chrom/o 与 chromat/o 均表示"颜色",二者为同义近形组块。
-emia	condition of blood	pachemia	-emia 与 hem/o 或 hemat/o 均表示"血液",为同义构词形组块,而 hem/o 或 hemat/o(血液)与 plasm/o(血浆)属上下义组块。
hem/o hemat/o	blood	hemorrhage	
plas/o	formation, growth	plasma	
phag/o	eat, swallow	phagocytosis	phag/o 与-phagia 为同义构词形组块,均表示"吞噬,吃"。
-phagia	eat, swallow	dysphagia	

续表

词根词缀	英文意思	词例	记忆要点
thromb/o	blood clot	thrombolytic	thromb/o 与 thrombocyt/o 为近形词素组块,均含有 thromb/o(血栓)。thrombocyt/o 由 thromb/o(血栓)+cyt/o(细胞)两个构词形组块组成。
thrombocyt/o	platelet thrombocyte	thrombocytopenia	

6.9.3 常见医学术语组块

1)与 cyt/o(细胞)有关的医学术语组块

含 cyt/o 的医学术语组块	"音节"组块	"构词形"组块
cytomorphology /ˌsaɪtəmɔːˈfɒlədʒɪ/ 细胞形态学	cy-to-mor-pho-lo-gy /ˌsaɪtəmɔːˈfɒlədʒɪ/	cyto-morpho-logy /ˌsaɪtəmɔːˈfɒlədʒɪ/ 细胞-形态-学
cytolysis /saɪˈtɒlɪsɪs/ 细胞溶解	cy-to-ly-sis /saɪˈtɒlɪsɪs/	cyto-lysis /saɪˈtɒlɪsɪs/ 细胞-溶解
cytopathology /ˌsaɪtəʊpəˈθɒlədʒɪ/ 细胞病理学	cy-to-pa-tho-lo-gy /ˌsaɪtəʊpəˈθɒlədʒɪ/	cyto-patho-logy /ˌsaɪtəʊpəˈθɒlədʒɪ/ 细胞-病理-学
cytobiology /ˌsaɪtəʊbaɪˈɒlədʒɪ/ 细胞生物学	cy-to-bi-o-lo-gy /ˌsaɪtəʊbaɪˈɒlədʒɪ/	cyto-bio-logy /ˌsaɪtəʊbaɪˈɒlədʒɪ/ 细胞-生物-学
cytopenia /ˌsaɪtəˈpiːnɪə/ 细胞减少症	cy-to-pe-nia /ˌsaɪtəˈpiːnɪə/	cyto-penia /ˌsaɪtəˈpiːnɪə/ 细胞-减少症

2)与 hemat/o(血液)或 hem/o(血液)有关的医学术语组块

含 hemat/o 或 hem/o 的医学术语	"音节"组块	"构词形"组块
hematopoiesis /ˌhemətəʊpɔɪˈiːsɪs/ 血细胞生成	he-ma-to-poi-e-sis /ˌhemətəʊpɔɪˈiːsɪs/	hemato-poiesis /ˌhemətəʊpɔɪˈiːsɪs/ 血细胞-生成

续表

含 hemat/o 或 hem/o 的医学术语	"音节"组块	"构词形"组块
hemorrhage /ˈhemərɪdʒ/ 大出血	he-mo-rrhage /ˈhemərɪdʒ/	hemo-rrhage /ˈhemərɪdʒ/ 血-大量流出
hemodialysis /ˌhiːmədaɪˈælɪsɪs/ 血液透析	he-mo-di-a-ly-sis /ˌhiːmədaɪˈælɪsɪs/	hemo-dialysis /ˌhiːmədaɪˈælɪsɪs/ 血液-透析
hemoptysis /hiːˈmɒptɪsɪs/ 咯血	he-mo-pty-sis /hiːˈmɒptɪsɪs/	hemo-ptysis /hiːˈmɒptɪsɪs/ 血-吐涎
hematocrit /ˈhemətəʊkrɪt/ 血细胞比容	he-ma-to-crit /ˈhemətəʊkrɪt/	hemato-crit /ˈhemətəʊkrɪt/ 血-分离
hemolysis /hɪˈmɒlɪsɪs/ 溶血	he-mo-ly-sis /hɪˈmɒlɪsɪs/	hemo-lysis /hɪˈmɒlɪsɪs/ 血-溶解

3) 与 lymph/o (淋巴) 有关的医学术语组块

含 lymph/o 的医学术语	"音节"组块	"构词形"组块
lymphadenopathy /lɪmˌfædɪˈnɒpəθɪ/ 淋巴结病	lym-pha-de-no-pa-thy /lɪmˌfædɪˈnɒpəθɪ/	lymph-adeno-pathy /lɪmˌfædɪˈnɒpəθɪ/ 淋巴-腺-病
lymphedema /lɪmfɪˈdiːmə/ 淋巴水肿	lym-phe-de-ma /lɪmfɪˈdiːmə/	lymph-edema /lɪmfɪˈdiːmə/ 淋巴-水肿
lymphopoiesis /ˌlɪmfəʊpɔɪˈiːsɪs/ 淋巴细胞生成	lym-pho-poi-e-sis /ˌlɪmfəʊpɔɪˈiːsɪs/	lympho-poiesis /ˌlɪmfəʊpɔɪˈiːsɪs/ 淋巴-生成
lymphadenitis /lɪmˌfædɪˈnaɪtɪs/ 淋巴腺炎	lym-pha-de-ni-tis /lɪmˌfædɪˈnaɪtɪs/	lymph-aden-itis /lɪmˌfædɪˈnaɪtɪs/ 淋巴-腺-炎

续表

含 lymph/o 的医学术语	"音节"组块	"构词形"组块
lymphocytopenia /ˌlɪmfəʊˌsaɪtəʊ'piːnɪə/ 淋巴细胞减少症	lym-pho-cy-to-pe-nia /ˌlɪmfəʊˌsaɪtəʊ'piːnɪə/	lympho-cyto-penia /ˌlɪmfəʊˌsaɪtəʊ'piːnɪə/ 淋巴-细胞-减少症

4)与 splen/o(脾)有关的医学术语组块

含 splen/o 的医学术语组块	"音节"组块	"构词形"组块
splenocele /'splɪːnəˌsɪːl/ 脾疝	sple-no-cele /'splɪːnəˌsɪːl/	spleno-cele /'splɪːnəˌsɪːl/ 脾-疝
splenomegaly /ˌspliːnəʊ'megəlɪ/ 脾肿大	sple-no-me-ga-ly /ˌspliːnəʊ'megəlɪ/	spleno-megaly /ˌspliːnəʊ'megəlɪ/ 脾-肿大
splenopexy /'splɪːnəˌpeksɪ/ 脾固定术	sple-no-pe-xy /'splɪːnəˌpeksɪ/	spleno-pexy /'splɪːnəˌpeksɪ/ 脾-固定术
splenomalacia /ˌsplɪːnəʊmə'leɪʃə/ 脾软化	sple-no-ma-la-cia /ˌsplɪːnəʊmə'leɪʃə/	spleno-malacia /ˌsplɪːnəʊmə'leɪʃə/ 脾-软化
splenatrophy /splɪ'neɪtrəfɪ/ 脾萎缩	sple-na-tro-phy /splɪ'neɪtrəfɪ/	splen-atrophy /splɪ'neɪtrəfɪ/ 脾-萎缩

5)与-emia(血症)有关的医学术语组块

含-emia 的医学术语组块	"音节"组块	"构词形"组块
leukemia /luː'kiːmɪə/ 白血病	leu-ke-mia /luː'kiːmɪə/	leuk-emia /luː'kiːmɪə/ 白色-血症
septicemia /ˌseptɪ'siːmɪə/ 败血症	sep-ti-ce-mia /ˌseptɪ'siːmɪə/	septic-emia /ˌseptɪ'siːmɪə/ 脓毒的-血症

续表

含-emia 的医学术语组块	"音节"组块	"构词形"组块
polycythemia /ˌpɒlɪsaɪˈθiːmɪə/ 红血球增多症	po-ly-cy-the-mia /ˌpɒlɪsaɪˈθiːmɪə/	poly-cyth-emia /ˌpɒlɪsaɪˈθiːmɪə/ 多-细胞-血症
cyanemia /ˌsaɪəˈniːmɪə/ 绀血症	cy-a-ne-mia /ˌsaɪəˈniːmɪə/	cyan-emia /ˌsaɪəˈniːmɪə/ 深蓝-血症
anemia /əˈniːmɪə/ 贫血	a-ne-mia /əˈniːmɪə/	an-emia /əˈniːmɪə/ 无/没有-血症

6) 与-phil(亲,嗜)有关的医学术语组块

含-phil 的医学术语组块	"音节"组块	"构词形"组块
basophil /ˈbeɪsəfɪl/ 嗜碱性粒细胞	ba-so-phil /ˈbeɪsəfɪl/	baso-phil /ˈbeɪsəfɪl/ 碱-嗜
acidophil /əˈsɪdəfɪl/ 嗜酸细胞	a-ci-do-phil /əˈsɪdəfɪl/	acido-phil /əˈsɪdəfɪl/ 酸-嗜
erythrophil /ɪˈrɪθrəfɪl/ 嗜红色的	e-ryth-ro-phil /ɪˈrɪθrəfɪl/	erythro-phil /ɪˈrɪθrəfɪl/ 红色-嗜
neutrophil /ˈnjuːtrəʊfɪl/ 嗜中性粒细胞	neu-tro-phil /ˈnjuːtrəʊfɪl/	neutro-phil /ˈnjuːtrəʊfɪl/ 中性-嗜
hemophilia /ˌhiːməˈfɪlɪə/ 血友病	he-mo-phi-lia /ˌhiːməˈfɪlɪə/	hemo-philia /ˌhiːməˈfɪlɪə/ 血-友爱(嗜)
hydrophilia /haɪdrəʊˈfɪlɪə/ 亲水性	hy-dro-phi-lia /haɪdrəʊˈfɪlɪə/	hydro-philia /haɪdrəʊˈfɪlɪə/ 水-亲
lipophilic /ˌlɪpəʊˈfɪlɪk/ 亲脂的	li-po-phi-lic /ˌlɪpəʊˈfɪlɪk/	lipo-phil-ic /ˌlɪpəʊˈfɪlɪk/ 脂-友爱(嗜)-有关……的

7) 与 thromb/o(血栓) 有关的医学术语组块

含 thromb/o 的医学术语组块	"音节"组块	"构词形"组块
thrombocytosis /ˌθrɒmbəʊsaɪˈtəʊsɪs/ 血小板增多症	throm-bo-cy-to-sis /ˌθrɒmbəʊsaɪˈtəʊsɪs/	thrombo-cyt-osis /ˌθrɒmbəʊsaɪˈtəʊsɪs/ 血栓-细胞-症
thrombolysis /θrɒmˈbɒlɪsɪs/ 血栓溶解	throm-bo-ly-sis /θrɒmˈbɒlɪsɪs/	thrombo-lysis /θrɒmˈbɒlɪsɪs/ 血栓-溶解
thrombopoiesis /ˌθrɒmbəʊpɔɪˈiːsɪs/ 血小板生成	throm-bo-poi-e-sis /ˌθrɒmbəʊpɔɪˈiːsɪs/	thrombo-poiesis /ˌθrɒmbəʊpɔɪˈiːsɪs/ 血栓-生成
thrombocytopenia /ˌθrɒmbəʊˌsaɪtəˈpiːnɪə/ 血小板减少症	throm-bo-cy-to-pe-nia /ˌθrɒmbəʊˌsaɪtəˈpiːnɪə/	thrombo-cyto-penia /ˌθrɒmbəʊˌsaɪtəˈpiːnɪə/ 血栓-细胞-减少
thrombasthenia /ˌθrɒmbəsˈθiːnɪə/ 血小板机能不全	throm-bas-the-nia /ˌθrɒmbəsˈθiːnɪə/	thromb-asthenia /ˌθrɒmbəsˈθiːnɪə/ 血小板-衰弱

8) 与 tonsill/o(扁桃体) 有关的医学术语组块

含 tonsill/o 的医学术语	"音节"组块	"构词形"组块
tonsillomycosis /ˌtɒnsɪləʊˌmaɪˈkəʊsɪs/ 扁桃体真菌病	ton-si-llo-my-co-sis /ˌtɒnsɪləʊˌmaɪˈkəʊsɪs/	tonsillo-myc-osis /ˌtɒnsɪləʊˌmaɪˈkəʊsɪs/ 扁桃体-真菌-病
tonsillolith /tɒnˈsɪləʊlɪθ/ 扁桃体石	ton-si-llo-lith /tɒnˈsɪləʊlɪθ/	tonsillo-lith /tɒnˈsɪləʊlɪθ/ 扁桃体-石
tonsillotomy /ˌtɒnsɪˈlɒtəmɪ/ 扁桃体切开术	ton-si-llo-to-my /ˌtɒnsɪˈlɒtəmɪ/	tonsillo-tomy /ˌtɒnsɪˈlɒtəmɪ/ 扁桃体-切开术
tonsillocentesis /ˌtɒnsɪləʊˌsenˈtɪsɪs/ 扁桃体穿刺术	ton-si-llo-cen-te-sis /ˌtɒnsɪləʊˌsenˈtɪsɪs/	tonsillo-centesis /ˌtɒnsɪləʊˌsenˈtɪsɪs/ 扁桃体-穿刺术
tonsillotome /tɒnˈsɪlətəʊm/ 扁桃体刀	ton-si-llo-tome /tɒnˈsɪlətəʊm/	tonsillo-tome /tɒnˈsɪlətəʊm/ 扁桃体-刀

6.10 被皮系统

6.10.1 被皮系统简介

被皮系统(Integumentary System)由皮肤、毛发、指甲、汗腺和皮脂腺组成,具有保护、感觉、分泌、排泄、呼吸等功能。人体皮肤由表皮(epidermis)、真皮(dermis)和皮下组织(subcutaneous tissue)构成。皮肤的外层称为表皮,表皮的屏障可阻隔外界的一切灰尘和污染,保护皮下组织不被损坏,保持人体皮肤的水分不丢失,加强和巩固皮下组织和自身的细胞。真皮层是皮肤的中层,含有丰富的胶原纤维和弹性纤维,使皮肤具有良好的柔韧性和弹性。皮下组织又称为"皮下脂肪组织",是一层比较疏松的组织,能缓冲外来冲击,保护内脏器官。皮下脂肪层是储藏能量的仓库,也是热的良好绝缘体。

6.10.2 常见词根词缀及其记忆要点

词根词缀	英文意思	词例	记忆要点
cutane/o derm/o dermat/o	skin	cutaneous dermatome	cutane/o、derm/o 与 dermat/o 为同义词素组块,均表示"皮肤"。
hidr/o	sweat,perspiration	hyperhidrosis	hidr/o 的发音/hɪˈdrəʊ/听起来像"汗出",再联想到"出汗"。
onych/o	nail	onychia	onych/o(指甲)与 trich/o(毛发)形近,都包含-ch/o,其发音/ˈkəʊ/听起来像"抠",再联想到"毛发属于皮肤的一部分,用指甲抠皮肤"。
trich/o	hair	trichomycosis	
erythr/o	red	erythrocyte	erythr/o(红色)、leuc/o(白色)、melan/o(黑色)为表示"颜色"的同类组块。 由 erythr/o(红色)中字母 r 可以联想到 red(red blood cell)。erythr/o 由 e-ryth-ro 三个音节组块组成;leuc/o 由 leu-co 两个音节组块组成;melan/o 由 me-la-no 三个音节组块组成。
leuc(k)/o	white	leucocyte	
melan/o	dark,black,melanin	melanosome	

6.10.3 常见医学术语组块

1）与 derm/o, dermat/o 或 -derma（皮肤）有关的医学术语组块

含 derm/o, dermat(o) 或 -derma 的医学术语组块	"音节"组块	"构词形"组块
pachyderma /ˈpækɪdɜːmə/ 厚皮病	pa-chy-der-ma /ˈpækɪdɜːmə/	pachy-derma /ˈpækɪdɜːmə/ 厚－皮
dermatosclerosis /ˌdɜːmətəskləˈrəʊsɪs/ 硬皮病	der-ma-to-scle-ro-sis /ˌdɜːmətəskləˈrəʊsɪs/	dermato-scler-osis /ˌdɜːmətəskləˈrəʊsɪs/ 皮－硬－病
leukoderma /ˌluːkəˈdɜːmə/ 白斑病	leu-ko-der-ma /ˌluːkəˈdɜːmə/	leuko-derma /ˌluːkəˈdɜːmə/ 白色－皮肤
dermatopathy /dɜːməˈtɒpəθɪ/ 皮肤病	der-ma-to-pa-thy /dɜːməˈtɒpəθɪ/	dermato-pathy /dɜːməˈtɒpəθɪ/ 皮肤－病
xeroderma /ˌzɪərəʊˈdɜːmə/ 皮肤干燥病	xe-ro-der-ma /ˌzɪərəʊˈdɜːmə/	xero-derma /ˌzɪərəʊˈdɜːmə/ 干燥－皮肤
dermatoheteroplasty /ˌdɜːmətəʊˈhetərəʊˌplæstɪ/ 异种皮肤移植	der-ma-to-he-te-ro-plas-ty /ˌdɜːmətəʊˈhetərəʊˌplæstɪ/	dermato-hetero-plasty /ˌdɜːmətəʊˈhetərəʊˌplæstɪ/ 皮肤－异－成形术

2）与 epiderm/o（表皮）有关的医学术语组块

含 epiderm/o 的医学术语组块	"音节"组块	"构词形"组块
epidermolysis /epɪdəˈmɒləsɪs/ 表皮松解	e-pi-der-mo-ly-sis /epɪdəˈmɒləsɪs/ 表皮松解	epidermo-lysis /epɪdəˈmɒləsɪs/ 表皮－松解
epidermitis /epɪdɜːˈmaɪtɪs/ 表皮炎	e-pi-der-mi-tis /epɪdɜːˈmaɪtɪs/	epiderm-itis /epɪdɜːˈmaɪtɪs/ 表皮－炎症

续表

含 epiderm/o 的医学术语组块	"音节"组块	"构词形"组块
epidermosis /epɪdɜːˈməʊsɪs/ 表皮病	e-pi-der-mo-sis /epɪdɜːˈməʊsɪs/	epiderm-osis /epɪdɜːˈməʊsɪs/ 表皮－病
epidermodysplasia /epɪdɜːməʊdɪspˈleɪʒə/ 表皮发育不良	e-pi-der-mo-dys-pla-sia /epɪdɜːməʊdɪspˈleɪʒə/	epidermo-dys-plasia /epɪdɜːməʊdɪspˈleɪʒə/ 表皮－不良－发育
epidermomycosis /epɪdɜːməmaɪˈkəʊsɪs/ 表皮霉菌病	e-pi-der-mo-my-co-sis /epɪdɜːməmaɪˈkəʊsɪs/	epidermo-myc-osis /epɪdɜːməmaɪˈkəʊsɪs/ 表皮－霉菌－病

3) 与 hidr/o(汗,汗腺)有关的医学术语组块

含 hidr/o 的医学术语组块	"音节"组块	"构词形"组块
hidroschesis /hɪˈdrɔskɪsɪs/ 止汗	hi-dro-sche-sis /hɪˈdrɔskɪsɪs/	hidro-schesis /hɪˈdrɔskɪsɪs/ 汗－止
hypohidrosis /ˌhaɪpəʊhɪˈdrəʊsɪs/ 少汗症	hy-po-hi-dro-sis /ˌhaɪpəʊhɪˈdrəʊsɪs/	hypo-hidr-osis /ˌhaɪpəʊhɪˈdrəʊsɪs/ 少(低水平)－汗－症
hidropoiesis /ˌhaɪdrəʊpɔɪˈiːsɪs/ 汗生成,汗分泌	hi-dro-poi-e-sis /ˌhaɪdrəʊpɔɪˈiːsɪs/	hidro-poiesis /ˌhaɪdrəʊpɔɪˈiːsɪs/ 汗－生成
anhidrosis /ˌænhaɪˈdrəʊsɪs/ 无汗症	an-hi-dro-sis /ˌænhaɪˈdrəʊsɪs/	an-hidr-osis /ˌænhaɪˈdrəʊsɪs/ 无－汗－症
hyperhidrosis /ˌhaɪpəhɪˈdrəʊsɪs/ 多汗症	hy-per-hi-dro-sis /ˌhaɪpəhɪˈdrəʊsɪs/	hyper-hidr-osis /ˌhaɪpəhɪˈdrəʊsɪs/ 多(高水平)－汗－病

4）与 kerat/o（角质，角化）有关的医学术语组块

含 kerat/o 的医学术语组块	"音节"组块	"构词形"组块
keratinocyte /ˈkerətɪnəsaɪt/ 角化细胞	ke-ra-ti-no-cyte /ˈkerətɪnəsaɪt/	keratino-cyte /ˈkerətɪnəsaɪt/ 角化－细胞
keratoderma /ˌkerətəʊˈdɜːmə/ 角皮病	ke-ra-to-der-ma /ˌkerətəʊˈdɜːmə/	kerato-derma /ˌkerətəʊˈdɜːmə/ 角质－皮
keratomycosis /ˌkerətəʊmaɪˈkəʊsɪs/ 角膜真菌病	ke-ra-to-my-co-sis /ˌkerətəʊmaɪˈkəʊsɪs/	kerato-myc-osis /ˌkerətəʊmaɪˈkəʊsɪs/ 角膜－霉菌－病
keratolysis /kerəˈtɒlɪsɪs/ 角质层分离	ke-ra-to-ly-sis /kerəˈtɒlɪsɪs/	kerato-lysis /kerəˈtɒlɪsɪs/ 角质层－分离
keratogenesis /ˌkerətəʊˈdʒenɪsɪs/ 角质生成	ke-ra-to-ge-ne-sis /ˌkerətəʊˈdʒenɪsɪs/	kerato-genesis /ˌkerətəʊˈdʒenɪsɪs/ 角质－生成

5）与 onych/o（指甲/趾甲）有关的医学术语组块

含 onych/o 的医学术语组块	"音节"组块	"构词形"组块
onychomycosis /ˌɒnɪkəʊmaɪˈkəʊsɪs/ 甲癣	o-ny-cho-my-co-sis /ˌɒnɪkəʊmaɪˈkəʊsɪs/ 甲癣	onycho-myc-osis /ˌɒnɪkəʊmaɪˈkəʊsɪs/ 指（趾）甲－霉菌-病
onychauxis /ˌɒnɪˈkɔːksɪs/ 甲肥厚	o-ny-chau-xis /ˌɒnɪˈkɔːksɪs/	onych-auxis /ˌɒnɪˈkɔːksɪs/ 指（趾）甲－增生
onychophagia /ˌɒnɪkəʊˈfeɪdʒɪə/ 咬甲癣	o-ny-cho-pha-gia /ˌɒnɪkəʊˈfeɪdʒɪə/	onycho-phagia /ˌɒnɪkəʊˈfeɪdʒɪə/ 指（趾）甲－咬/吞
onychorrhexis /ˌɒnɪkɒˈreksɪs/ 脆甲症，甲脆折	o-ny-cho-rrhe-xis /ˌɒnɪkɒˈreksɪs/	onycho-rrhexis /ˌɒnɪkɒˈreksɪs/ 指（趾）甲－破裂

续表

含 onych/o 的医学术语组块	"音节"组块	"构词形"组块
onychectomy /ˌɒnɪˈkektəmɪ/ 甲切除术	o-ny-chec-to-my /ˌɒnɪˈkektəmɪ/	onych-ectomy /ˌɒnɪˈkektəmɪ/ 指（趾）甲－切除术

6）与 trich/o（毛发）有关的医学术语组块

含 trich/o 的医学术语组块	"音节"组块	"构词形"组块
trichauxis /trɪˈkɔːksɪs/ 多毛	tri-chaux-is /trɪˈkɔːksɪs/ 多毛	trich-auxis /trɪˈkɔːksɪs/ 毛发－增生
trichiasis /trɪˈkaɪəsɪs/ 倒毛，倒睫	tri-chia-sis /trɪˈkaɪəsɪs/	trich-iasis /trɪˈkaɪəsɪs/ 毛发－病
trichorrhexis /ˌtrɪkəˈreksɪs/ 脆发（症）	tri-cho-rrhe-xis /ˌtrɪkəˈreksɪs/	tricho-rrhexis /ˌtrɪkəˈreksɪs/ 毛发－破裂
trichomegaly /ˌtrɪkəˈmegəlɪ/ 睫毛粗长症	tri-cho-me-ga-ly /ˌtrɪkəˈmegəlɪ/	tricho-megaly /ˌtrɪkəˈmegəlɪ/ 毛发－增大
trichophagia /ˌtrɪkəuˈfeɪdʒɪə/ 食毛癖	tri-cho-pha-gia /ˌtrɪkəuˈfeɪdʒɪə/	tricho-phagia /ˌtrɪkəuˈfeɪdʒɪə/ 毛发－食（吞噬）
trichotillomania /ˌtrɪkəˌtɪləˈmeɪnɪə/ 拔毛（发）癖/狂	tri-cho-ti-llo-ma-nia /ˌtrɪkəˌtɪləˈmeɪnɪə/	tricho-tillo-mania /ˌtrɪkəˌtɪləˈmeɪnɪə/ 毛发－拔－癖

7）与 hist/o（组织）有关的医学术语组块

含 hist/o 的医学术语组块	"音节"组块	"构词形"组块
histotomy /ˌhɪsˈtɒtəmɪ/ 组织切开术	his-to-to-my /ˌhɪsˈtɒtəmɪ/	histo-tomy /ˌhɪsˈtɒtəmɪ/ 组织－切开术

续表

含 hist/o 的医学术语组块	"音节"组块	"构词形"组块
histomycosis /ˌhɪstəʊmaɪˈkəʊsɪs/ 深部霉菌病	his-to-my-co-sis /ˌhɪstəʊmaɪˈkəʊsɪs/	histo-myc-osis /ˌhɪstəʊmaɪˈkəʊsɪs/ 组织－霉菌－病
histolysis /hɪˈstɒlɪsɪs/ 组织溶解	his-to-ly-sis /hɪˈstɒlɪsɪs/	histo-lysis /hɪˈstɒlɪsɪs/ 组织－溶解
historrhexis /ˌhɪstəˈreksɪs/ 组织破碎	his-to-rrhe-xis /ˌhɪstəˈreksɪs/	histo-rrhexis /ˌhɪstəˈreksɪs/ 组织－破碎
histogenesis /ˌhɪstəʊˈdʒenɪsɪs/ 组织生成	his-to-ge-ne-sis /ˌhɪstəʊˈdʒenɪsɪs/	histo-genesis /ˌhɪstəʊˈdʒenɪsɪs/ 组织－生成

8) 与 lip/o(脂肪)有关的医学术语组块

含 lip/o 的医学术语组块	"音节"组块	"构词形"组块
lipomyoma /ˌlɪpəʊmaɪˈəʊmə/ 脂肌瘤	li-po-my-o-ma /ˌlɪpəʊmaɪˈəʊmə/	lipo-my-oma /ˌlɪpəʊmaɪˈəʊmə/ 脂－肌－瘤
lipodystrophy /ˌlɪpəˈdɪstrəfɪ/ 脂肪代谢障碍	li-po-dys-tro-phy /ˌlɪpəˈdɪstrəfɪ/	lipo-dys-trophy /ˌlɪpəˈdɪstrəfɪ/ 脂肪－不良－发育
lipoatrophy /ˌlɪpəʊˈætrəfɪ/ 脂肪营养不良	li-po-a-tro-phy /ˌlɪpəʊˈætrəfɪ/	lipo-a-trophy /ˌlɪpəʊˈætrəfɪ/ 脂肪－无－营养
lipedema /ˌlɪpɪˈdiːmə/ 脂肪水肿	li-pe-de-ma /ˌlipiˈdiːmə/	lip-edema /ˌlipiˈdiːmə/ 脂肪－水肿
hyperlipemia /ˌhaɪpəˌlɪˈpiːmɪə/ 高－脂－血症	hy-per-li-pe-mia /ˌhaɪpəˌlɪˈpiːmɪə/	hyper-lip-emia /ˌhaɪpəˌlɪˈpiːmɪə/ 高水平－脂－血症

附　录

附录1　常见医学词缀、词根表

1. 常见医学前缀

Prefixes	Meaning	Example（Definition）
a-, an-	without, lack of	anuria（lack of urine output）
ab-	away from	abnormal（a structure or process that is not normal）
ad-	toward, near	adrenal glands（two small triangular endocrine glands situated upon the upper end of each kidney）
ambi-	both sides	ambidextrous（using both hands）
ante-	before, forward	antepartum（an event before labor starts in pregnancy）
anti-	against	antidotes（a therapeutic substance used to counteract the toxic action of a specific substance）
apo-	off, away from	apophysis（outgrowth or protuberance）
auto-	self	autograft（a transplant made using parts of the person's own body）
bi-	two, both	bilateral（occurring on both sides of the body）
cata-	downwards	catabolism（the process of breaking down complex chemicals into simple chemicals）

续表

Prefixes	Meaning	Example (Definition)
con-	with, together	congenital (disease or physical abnormality present from birth)
de-	without	depigmentation (without pigment)
diplo-	double	diplopia (double vision)
dys-	painful, difficult, abnormal	dyspnea (difficulty in breathing)
ec-, ecto	out, outside	ectoderm (the outer layer of an early embryo)
endo-	within, inside	endoscopy (an examination of the inside of the body using an endoscope)
epi-	above	epigastric (above the stomach)
eu-	normal	euthyroid (normal thyroid function)
ex-	outwards	exostosis (condition of outward, or projecting, bone)
extra-	outside of	extrapleural (outside the pleural cavity)
hemi-	half	hemiplegia (paralysis that is limited to one side of the body)
hetero-	different	heterograft (A transplant from one animal to another of a different species)
homo-	same	homoplasty (surgery to replace lost tissues by grafting similar tissues from another person)
hyper-	excessive, too much, above	hyperplasia (an abnormal increase in the number of cells in a tissue)
hypo-	deficient, below	hypotension (low blood pressure), hypodermic (below the skin)
in-	inward, not	inhalation (to breathe in), infertility (not fertile)
infra-	beneath	infra-axillary (below the axilla)
inter-	between	intervertebral (between the vertebrae)
intra-	within	intramuscular (into the muscle)

续表

Prefixes	Meaning	Example（Definition）
juxta-	near	juxta-articular（near a joint）
macro-	large	macroglossia（an abnormally large tongue）
mal-	bad，abnormal	malformation（abnormally formed）
mega-	great，large	megacolon（enlarged colon）
meta-	change，beyond	metaplasia（a change of one tissue to another）metastasis（the spreading of a malignant disease to distant parts of the body through the bloodstream or the lymph system）
micro-	small	microtia（having small ears）
mono-	one	monochromatic（having only one colour）
multi-	many	multigravida（a pregnant woman who has had more than one pregnancy）
neo-	new	neonatal（pertaining to the first month of life）
nulli-	none	nullipara（a woman who has never borne a child）
olig/o	scanty，little	oliguria（an abnormally low excretion of urine）
pan-	all	panacea（a medicine which is supposed to cure everything）
para-	beside，abnormal	paranasal（beside the nose）paraesthesia（abnormal or an unexplained tingling sensation）
per-	through	percutaneous（through the skin）
peri-	surrounding	periosteum（membrane surrounding a bone）
pico-	one-trillionth	picornavirus（extremely small RNA virus）
poly-	many，much	polyuria（production of excessive amounts of urine）
post-	after	postpartum（after childbirth）
pre-	before	precancer（a growth or cell which is not malignant but which may become cancerous）

Prefixes	Meaning	Example (Definition)
pseudo-	false	pseudocyesis (spurious or false pregnancy)
re-	again	reinfection (infection of an area for another time after recovery, especially with the same microorganism)
retro-	backward, behind	retroperitoneal (at the back of the peritoneum)
semi-	partial, half	semicomatose (almost unconscious or half asleep, but capable of being woken up)
sub-	under, less than	subcutaneous (under the skin)
super-	above	supercilia (the eyebrow)
supra-	above, upon	suprarenal (above the kidneys)
syn-	with, together	syndrome (a group of symptoms occurring together regularly, and thus constituting a disease to which some particular name is given)
tetra-	four	tetraplegia (paralysis of the body's four limbs, also called quadriplegia)
trans-	through, across	transdermal (entering through the skin), transurethral (across the urethra)
un-	not	unconscious (not conscious)
uni-	one	unilateral (affecting one side of the body only)

2. 常见医学后缀

Suffixes	Meaning	Example (Definition)
-algia	pain	neuralgia (a spasm of pain which runs along a nerve)
-cyte	cell	leucocyte (white blood cell)
-ectasis	dilation	bronchiectasis (dilated bronchi)

续表

Suffixes	Meaning	Example（Definition）
-ectomy	surgical removal	splenectomy（a surgical operation to remove the spleen）
-edema	excessive fluid	angioedema（fluid buildup that causes swelling under the skin）
-emesis	vomiting	hematemesis（vomiting of blood）
-itis	inflammation	colitis（inflammation of the colon）
-ism	state of	hypothyroidism（state of low thyroid）
-logist	one who studies	cardiologist（a doctor who specialises in the study of the heart）
-lysis	breakdown	cytolysis（the breaking down of cells）
-oma	tumor	glioma（any tumour of the glial tissue in the brain or spinal cord）
-osis	condition	fibrosis（the process of replacing damaged tissue by scar tissue）
-pathy	disease	myopathy（muscle disease）
-plasia	growth	hypoplasia（a lack of development or incorrect formation of a body tissue or an organ）
-plasty	surgical repair	angioplasty（plastic surgery to repair a blood vessel, e.g. a narrowed coronary artery）
-plegia	paralysis	hemiplegia（severe paralysis affecting one side of the body due to damage of the central nervous system）
-pnea	breathing	othopnea（a condition in which a person has great difficulty in breathing while lying down）
-poiesis	production	erythropoiesis（the formation of red blood cells in red bone marrow）
-praxia	movement	apraxia（a condition in which someone is unable to make proper movements）

续表

Suffixes	Meaning	Example（Definition）
-rrhea	fluid discharge	diarrhea（a condition in which someone frequently passes liquid faeces）
-scope	tool for observing	endoscope（tool for observing the interior of body organs）
-stomy	opening	duodenostomy（a permanent opening made between the duodenum and the abdominal wall）
-taxis	movement	ataxia（a failure of the brain to control movements）
-tomy	incision	canaliculotomy（a surgical operation to open up a little canal）
-tripsy	crushing	lithotripsy（the process of breaking up kidney or gall bladder stones into small fragments that the body can eliminate them unaided）
-trophy	growth, nutrition, development	hypertrophy（an increase in the number or size of cells in a tissue）

3. 常见医学词根

Roots	Meaning	Example（Definition）
abdomin/o	abdomen	abdominoscopy（an internal examination of the abdomen, usually with an endoscope）
acou-	hearing	acoustics（the science of sounds）
acr/o	extremity, peak	acrocyanosis（a blue coloration of the extremities, i.e. the fingers, toes, ears and nose, which is due to poor circulation）
aden/o	gland	adenocarcinoma（a malignant tumour of a gland）
adip/o	fat	adiposis（a state where too much fat is accumulated in the body）

续表

Roots	Meaning	Example（Definition）
andr/o	male	androsterone（one of the male sex hormones）
angi/o	blood vessel	angiosarcoma（a malignant tumour in a blood vessel）
ankyl/o	crooked, fusion	ankylosis（a condition in which the bones of a joint fuse together）
arteri/o	artery	arteriopathy（a disease of an artery）
arthr/o	joint	arthroplasty（a surgical operation to repair or replace a joint）
bi/o	life	biocide（a substance which kills living organisms）
blephar/o	eyelid	blepharitis（inflammation of the eyelid）
brachi/o	arm	brachialis muscle（a muscle that causes the elbow to bend）
carcin/o	cancer	carcinogen（a substance which produces a carcinoma or cancer）
cardi/o	heart	cardiopathy（any kind of heart disease）
caud/o	tail	caudal（toward the tail）
cephal/o	head	cephalalgia（pain in the head）
cerebr/o	cerebrum	cerebrospinal（referring to the brain and the spinal cord）
chem/o	chemical	chemotherapy（treatment with chemicals）
chol/e	bile	cholecystitis（acute or chronic inflammation of the gallbladder, causing severe abdominal pain）
chondr/o	cartilage	chondritis（inflammation of a cartilage）
col/o	colon	colitis（inflammation of the colon）
cost/o	rib	costalgia（pain around the chest due to damage to a rib or to one of the intercostal nerves beneath the ribs）

Roots	Meaning	Example（Definition）
cyan/o	blue	cyanosis（a bluish coloration of the skin or mucous membranes due to too much deoxygenated haemoglobin in the blood）
cyst/o	bladder	cystitis（inflammation of the urinary bladder, which makes someone pass water often and with a burning sensation）
cyt/o	cell	cytodiagnosis（diagnosis after examination of cells）
derm/o	skin	dermatitis（inflammation of the skin）
dors/o	back	dorsum（the back of any part of the body）
encephal/o	brain	encephaloma（a tumour of the brain）
enter/o	intestine	enterocolitis（inflammation of the colon and small intestine）
erythr/o	red	erythrocyte（a mature red blood cell）
fasci/o	bundle	fasciae（bundles of muscle fibers）
febri/o	fever	febrile（feverish or related to fever, as in febrile convulsions）
galact/o	milk	galactorrhoea（the excessive production of milk）
gastr/o	stomach	gastritis（inflammation of the stomach）
ger/o	aging	gerontology（study of aging）
gloss/o	tongue	glossitis（inflammation of the surface of the tongue）
hem/o or hemat/o	blood	hematology（the scientific study of blood, its formation and its diseases）
hepat/o	liver	hepatitis（inflammation of the liver through disease or drugs）
hist/o	tissue	histogenesis（the formation and development of tissue from the embryological germ layer）

续表

Roots	Meaning	Example（Definition）
hyster/o	uterus	hysterotomy（a surgical incision into the uterus, as in caesarean section or for some types of abortion）
ile/o	ileum	ileostomy（a surgical operation to make an opening between the ileum and the abdominal wall to act as an artificial opening for excretion of faeces）
ischi/o	hip	ischiopubic（pertaining to the ischium and pubes）
jejun/o	jejunum	jejunectomy（a surgical operation to cut into the jejunum）
kerat/o	horny tissue, cornea	keratoma（a hard-thickened growth due to hypertrophy of the horny zone of the skin）
kinesi/o	movement	kinesiology（the study of human movements, particularly with regard to their use in treatment）
labi/o	lips, labia	labioplasty（a surgical operation to repair damaged or deformed lips）
lact/o	milk	lactose（a type of sugar found in milk）
laryng/o	larynx	laryngology（the study of diseases of the larynx, throat and vocal cords）
leuk/o	white	leukocyte（a white blood cell which contains a nucleus but has no haemoglobin）
lip/o	fat	lipoma（a benign tumour formed of fatty tissue）
lith/o	stone	litholapaxy（the evacuation of pieces of a stone in the bladder after crushing it with a lithotrite）
mamm/o	breast	mammoplasty（plastic surgery to alter the shape or size of the breasts）
mast/o	breast	mastectomy（the surgical removal of a breast）
melan/o	black	melanoma（a tumour formed of dark pigmented cells）
men/o	menses	menorrhagia（very heavy bleeding during menstruation）

Roots	Meaning	Example (Definition)
my/o	muscle	myocele (a condition in which a muscle pushes through a gap in the surrounding membrane)
myc/o	fungus	mycosis (any disease caused by a fungus, e.g. athlete's foot)
myel/o	bone marrow, spinal cord	myelocyte (a cell in bone marrow which develops into a granulocyte)
myx/o	mucus	myxoma (a benign tumour of mucous tissue, usually found in subcutaneous tissue of the limbs and neck)
nas/o	nose	nasosinusitis (a condition in which the nose and sinuses swell up)
nephr/o	kidney	nephrolithiasis (a condition in which stones form in the kidney)
neur/o	nerve or nervous system	neurohormone (a hormone produced in some nerve cells and secreted from the nerve endings)
ocul/o	eye	oculoplethysmography (measurement of the pressure inside the eyeball)
onc/o	tumor (cancerous)	oncogene (a part of the genetic system which causes malignant tumours to develop)
ophthalm/o	eye	ophthalmoplegia (paralysis of the muscles of the eye)
orchi/o	testes	orchitis (inflammation of the testes, characterised by hypertrophy, pain and a sensation of weight)
or/o	mouth	oropharynx (a part of the pharynx below the soft palate at the back of the mouth)
oste/o	bone	osteitis (inflammation of a bone due to injury or infection)
ot/o	ear	otorrhoea (the discharge of pus from the ear)

续表

Roots	Meaning	Example（Definition）
ped/o	child	pediatrics（the study of children, their development and diseases）
path/o	disease	pathogen（microorganism which causes a disease）
pharmac/o	drugs	pharmacokinetics（the study of how the body reacts to drugs over a period of time）
pharyng/o	pharynx	pharyngitis（sore throat）
phleb/o	vein	phlebolith（a stone which forms in a vein as a result of an old thrombus becoming calcified）
phot/o	light	photopsia（a condition of the eye in which someone sees flashes of light）
plasm/o	liquid part of blood	plasminogen（a substance in blood plasma which becomes activated and forms plasmin）
pleur/o	pleura, rib, side	pleurisy（inflammation of the pleura）
pneum/o	lung	pneumonia（inflammation of a lung, where the tiny alveoli of the lung become filled with fluid）
pod/o	foot	podiatry（the study of minor diseases and disorders of the feet）
proct/o	anus or rectum	proctoclysis（the introduction of a lot of fluid into the rectum slowly）
psych/o	mind	psychiatry（study and treatment of mental disorders）
pyel/o	kidney	pyelotomy（a surgical operation to make an opening in the pelvis of the kidney）
pyr/o	burning or fever	pyrogen（a substance which causes fever）
ren/o	kidney	renography（an examination of a kidney after injection of a radioactive substance, using a gamma camera）
rhin/o	nose	rhinoplasty（plastic surgery to correct the appearance of the nose）

Roots	Meaning	Example（Definition）
sarc/o	flesh	sarcoma（a highly malignant tumour made of connective tissue cells）
scler/o	hardening	scleroma（a patch of hard skin or hard mucous membrane）
somat/o	body	somatization（psychiatric condition expressed through physical symptoms）
sten/o	narrow	stenosis（a condition in which a passage becomes narrow）
therm/o	heat	thermoanaesthesia（a condition in which someone cannot tell the difference between hot and cold）
thorac/o	chest	thoracotomy（a surgical operation to remove one or more ribs）
thromb/o	clot	thromboangiitis（a condition in which the blood vessels swell and develop blood clots along their walls）
trache/o	trachea	tracheobronchitis（inflammation of both the trachea and the bronchi）
ur/o	urinary, urine	urochesia（the passing of urine through the rectum, due to injury of the urinary system）
vas/o	vessel, vas deferens	vasopressor（a substance which increases blood pressure by narrowing the blood vessels）
ven/o	vein	venoclysis（the procedure of slowly introducing a saline or other solution into a vein）
vesic/o	bladder	vesicospinal（pertaining to the urinary bladder and spine）

附录 2　常见中医术语英译表

中医术语	英译
症瘕	abdominal mass
里急	abdominal urgency，interior tension
逆传	abnormal transmission
血热妄行	chaotic movement of hot blood
截疟	checks malarial disorders
胸胁痛	chest and hypochondriac pain
胸痹	chest painful obstruction
惊风	childhood convulsions，fright seizures
疳积	childhood nutritional impairment
恶寒	chills or aversion to cold
冲脉	chong meridian（penetrating vessel）
瘘	chronic sores
丹田	cinnabar field
肃降	clarifying and descending
清肃	clearing and clarifying
清	clears
辟	clears away
辟秽	clears away foulness
清窍	clears consciousness，clears the sensory orifices
清燥	clears dryness
清热	clears heat

中医术语	英译
清脑	clears the brain
明目	clears the eyes, improves vision
恋	clings, attaches to
壅	clogs
闭症	closed-type stroke
收口	closes wounds
热结	clumped heat
结胸症	clumping in the chest disorder
水热互结	clumping of water and heat, or water-heat complexes
结	clumping, knotting
寒	cold
寒邪犯肺	cold accosts the lungs
寒邪	cold evil
四肢冷	cold extremities
伤寒	cold-damage
寒痰	cold-phlegm
厥	collapse
蛔厥	collapse from roundworm
络	collaterals; connects, reticulates
热毒蕴结	collected clumped heat toxin
湿热蕴伏	collection of damp-heat smoldering in the body
蕴	collects
协热	commingled heat

续表

中医术语	英译
协热利下	commingled heat with diarrhea
面色	complexion
任脉	conception vessel
兼症	concurrent symptom
炼液	condenses the fluids
症	condition, disorder
牢脉	confined pulse
交会穴	confluent points of 8 extraordinary meridians
凝	congeals
先天之精	congenital essence
瘕聚	conglomerations and gatherings
络穴	connecting points, collateral points
精神	consciousness, essence-spirit
代脉	consistently irregular pulse
里热郁结	constrained and clumped interior heat
肝气郁结	constrained and clumped liver *qi*
郁	constrains, constraint
郁症	constraint or depression
建	constructs, builds up
淋	consumptive painful urinary dribbling
摄	contains
摄血	contains blood
搏	contend

续表

中医术语	英译
怔忡	continuous palpitations, panicky throbbing
淋漓不止	continuous trickle
手足瘈厥	contracted and frigid extremities
关节拘挛	contraction and tension of the joints
制	control, restrain
缩尿	control urine, contain urination
挫闪	contusion and sprain
凉	cools
清热化痰	clearing heat and dissipating phelgm
凉血	cools the blood
魄	corporeal soul
佐制（制佐）	corrective adjuvant in a herbal formula
败血	corrupted blood
咯血	coughing up of blood
裂文	cracks
鹤膝风	crane's knee wind
叉手冒心	cross hands to cover the heart
水晶苔	crystal tongue coating
寸,关,尺	cun (distal), guan (mid), chi (proximal) pulse points on the wrists
拔罐	cupping
抑	curbs
抑肝	curbs the liver
抑阴	curbs the *yin*

续表

中医术语	英译
伐肝	curtail the liver
伐	curtail, cut down
绝	cut off, severed
劈	cuts through
伤	damages
湿烂	damp erosions
湿热	damp heat
湿癣	damp tinea-like rash
湿	damp, dampness
寒湿困脾	damp-cold encumbers the spleen
寒湿	damp-coldness
湿热	damp-heat
脾蕴湿热	damp-heat collects in the spleen
湿热下注	damp-heat lodged in the lower burner
湿痰	damp-phlegm
痰湿	damp-phlegm
暑湿	damp summer heat
撞	dash
五更泻	daybreak diarrhea
耳聋	deafness
衰	debilitated, sapped
纳差	decreased food intake
寒邪深侵	deep invasion of pathogenic cold

中医术语	英译
鼻渊	deep-source nasal congestion
虚火上炎	deficiency fire blazing upward
虚证	deficiency or asthenia syndrome
虚劳	deficiency overwork
虚	deficiency, hollow
虚脉	deficient pulse
晚发	delayed discharge
虑	deliberation
悦脾	delights the spleen
谵语	delirious speech, raving
神志痴呆	dementia
却	depart, retreat
耗津	depletes or consumes fluids
臣	deputy ingredient in a formula
神志错乱	derangement
抑郁	despondency
肠枯	dessicated intestines
枯	dessicated, parched
亡阳	devastated *yang*
偏歪	deviated
口眼歪斜	deviation of the mouth and eyes
诊法	diagnostic methods
膈	diaphragm

续表

中医术语	英译
腹泄	diarrhea
言语难出	difficulty in expressing oneself or in forming words
减	diminishes, deleted
白喉	diptherial disorder
降	directs downward, descends
降火	directs fire downward
降浊	directs turbidity downward
风废	disability from wind
宣痹	disbands painful obstruction
大肠液亏	exhausted large intestine fluids
外邪	exogenous evil
驱虫	expels parasites
排脓	expels pus
外越	goes beyond normal boundaries
外感	externally-contracted
熄	extinguishes
熄风	extinguishes wind
奇经	extraordinary channels
四肢	extremities, limbs
肝火旺	exuberant liver fire
木旺乘土	exuberant wood takes advantage of earth
面肌痉挛	facial tic
利湿	faciliates and promotes resolution of dampness; resolves dampness

中医术语	英译
利窍	facilitates passage through the orifices
畅	facilitated, patent, open, unimpeded
通神明	facilitates enlightenment of the spirit; improving mental abilities
畅气机	facilitates the *qi* dynamic
利水道	facilitates the water pathways
肺气不宣	failure of the lung to disseminate *qi*
微脉	faint pulse
内伤发热	feverishness from internal damage
猛烈	fierce and violent
填补	fills in, replenishes
郁火	fire from constraint
火毒	fire toxin
五行学说	five elements theory
五液	five excretions
五行	five phases, five-phase
五迟	five retardations
五腧穴	five transport points
五软	five weaknesses
五脏	five zang (solid) organs
肾著	fixed kidney disorder
著痹	fixed painful obstruction
微软	flaccid
胁下	flanks

续表

中医术语	英译
上炎	flares upward
涣散	flimsy
浮肿	floating edema
浮脉	floating pulse
洪脉	flooding pulse
流火	flowing fire
身热不扬	fluctuating fever
津液	fluid
荡涤热邪	flushes away pathogenic heat
潮红	flushed
面赤	flushed complexion
冲下	flushes downward
心慌	flustered, alarmed
秽浊	foul turbidity
垢	foul, filth
四总穴	four command acupuncture points
四要血	four dominant acupuncture points
四分	four levels, sectors or phases of disease (defensive, *qi*, nutritive, blood)
四肢	four limbs (the hands and legs of a person)
弱脉	frail pulse
脾弱	frail spleen
鲜红	fresh-looking red
炒	fried (dry-fried)

中医术语	英译
惊妄	fright mania
四逆发冷	frigid extremities
宗气	gathering *qi*
收湿	gathers in dampness
身寒痛	generalized coldness and pain
轻宣燥邪	gently disperses dryness
真气	genuine *qi*
带脉	girdle vessel or belt meridian
青光眼	glaucomatous disorder
瘿	goiter
瘿瘤	goiter; neck tumors
尽	exhausted
督脉	governing vessel
巨阳	grand yang (synonym for greater yang)
砂淋	gravelly painful urinary dribbling
导	guides out
导滞	guides out stagnation
使药	guiding herbs
痰鸣	gurgling sound in the throat
上冲	gushes upward, upflushing
冲	gushes, flushes
憔悴	haggard
扰动心神	harass and disturb the heart spirit

续表

中医术语	英译
和中	harmonizes the middle burner
和胃	harmonizes the stomach
逆流挽舟	hauling the boat upstream
发背	headed flat abscesses of the back
正气	healthy energy
心移热于小肠	heart fire transferred to the small intestine
心热刑肺	heart heat punishes the lung
手少阴心经	heart meridian
热结旁流	heat clumping with circumfluence
热扰心	heat deranging or harassing the heart
热入血室	heat enters the blood chamber
五心热	heat in the five centers
热邪壅肺	heat pathogen clogs the lungs
热灼胸膈	heat scorching the chest and diaphragm
热灼营阴	heat scorching the yin of the nutritive level
热毒	heat toxin
天疱疮	heaven-borne blisters
天癸	heavenly dew
身困	heavy lethargy
潮热	hectic fever
重阳	hefty *yang*
助佐（佐助）	helpful adjuvant herb
敛疮	helps close sores

续表

中医术语	英译
偏枯	hemilateral withering or hemiplegia
热肺痿	hot lung atrophy
热痹	hot painful obstruction
热痰	hot phlegm
聪耳	improves hearing
利喉	improves the condition of the throat
运脾	improves the spleen's transporting function
利	improves, promotes, benefits, facilitates, enables
醒后不复原	inability to fully recover after loss of consciousness
大便不爽	incomplete and irregular bowel movements
增液	increases fluids
大脉	large pulse
渗湿	leaches out dampness
渗	leaches out, filters out, percolates; permeates
滑脱	leakage and loss
革脉	leather pulse
少阳	lesser *yang*
少阴	lesser *yin*
神衰	lethargic level of consciousness
带下	leukorrhagia
死血	lifeless blood
升降浮沉	lifting, lowering, floating and sinking
留饮	lingering thin mucus

续表

中医术语	英译
水谷	liquids and grains
闻诊	listening and smelling（diagnosis）
肾阳不振	listless kidney *yang*
不振	listless，sluggish，not aroused
精神萎靡	listlessness
目睛精采	lively，expressive eyes
肝来乘脾	liver comes to overwhelm the spleen
肝主疏泄	liver governs dredging and draining
足厥阴肝经	liver meridian
久痛入络	long-term pain enters the collaterals
便溏	loose stool
膀胱失约	loss of bladder control
肾失封藏	loss of kidney closure and storage functions
少腹拘急	lower abdominal tightness and contractions
腰痛	lower back pain
下元	lower base
下焦	lower burner
下合穴	lower uniting acupuncture point
柔筋	makes the sinews supple
宁神	makes the spirit tranquil
瘅疟	malaria
疟疾	malarial disorder
会穴	meeting points

中医术语	英译
郁郁	melancholy
膜原	membrane source
募原	membrane source
经络	meridians and collaterals；vessels
瘴疟	miasmic malarial disorders
中焦	middle burner
关脉	middle pulse position
中气	middle *qi*
中州	middle regions
白痦	miliaria alba
臣药	minister herb
相火	ministerial fire
孙络	minute collaterals
杂病	miscellaneous or heterogeneous diseases
奇恒之腑	miscellaneous organs
缓急	moderates spasmodic abdominal pain or relaxes tension
抽搐	muscle twitches，tics
肌	muscles, muscle layer
溪谷	muscular striations
瘖废	mute paraplegia
相须	mutual accentuation
相济	mutual aid
鼻痔	nasal piles

续表

中医术语	英译
盗汗	night sweats
剽悍	nimble and forceful
正疟	normal malaria
常脉	normal pulse reading
正气	normal *qi* or antipathogenic factor *qi*
顺传	normal transmission
培肾	nurtures the kidneys
营分	nutritive level or sector
营气	nutritive *qi*
得气	obtaining *qi* in acupuncture
开窍	opens the orifices
开达膜原	opens up and spreads the *qi* and penetrates to the membrane source
开郁	opens up areas of constraint
启闭	opens up closure, opens up blockage
开结	opens up clumps or knots
中脏	organ-stroke
孤阳	orphaned yang
藩篱空疏	outside hedge has holes
有余	over abundance, surplus
败毒	overcomes toxin
过克	over-control
溢饮	overflowing or flooding thin mucus
热盛	overly abundant heat

续表

中医术语	英译
血痹	painful obstruction of the blood
骨痹	painful obstruction of the bone
筋痹	painful obstruction of the sinews
喉痹	painful obstruction of the throat
淋症	painful urinary dribbling disorder
痛风	painful wind
癖块	painless lumps
萎白	pallid
切诊	palpation
心悸	palpitation
历节病	panarthralgia
痛楚	pangs of pain
疹	papule, rash
佐反	paradoxical adjuvant
麻痹	paralysis
咽燥	parched throat
病机	pathodynamic
病邪	pathogenic evil
有形之邪热	pathogenic heat with form
邪气	pathogenic *qi*
水邪	pathogenic water
证	pattern
辨证	pattern differentiation

续表

中医术语	英译
通入	penetrates
冲脉	penetrating vessel
心包	pericardium
手厥阴心包经	pericardium meridian
痰瘀胶结	phlegm and blood stasis jell together
痰痞	phlegm lumps
痰核	phlegm nodules
痰闭	phlegm obstruction
痰阻络	phlegm obstructs the collaterals
痰	phlegm or sputum
痰蒙心窍	phlegm veils the heart orifices
痰燥	phlegm-dryness
痰火	phlegm-fire
痰火扰心	phlegm-fire deranges the heart
痰热	phlegm-heat
躯	physical body
盗气	pilfers *qi*
淡红	pink
关格	plugged and rejecting or repelling disorder
后天之精	postnatal essence
小便余沥不尽	post-urinary drip
炙（制）	prepared（preparata，preparatum）herb
敛肺	preserves the lungs

中医术语	英译
敛阴	preserves the *yin*
元气	primal *qi*, primordial energy
相火	prime minister fire
元	prime, primal, base
真阴	primordial *yin*
姜制	processed (herbs) with ginger
蜜炙	processed with honey
奶炙	processed with milk
盐制	processed with salt
醋制	processed with vinegar
酒制	processed with wine
支饮	prodding thin mucus
痰多	profuse sputum
崩	profuse uterine bleeding, gushing
牙疳	progressive ulceration of the gums
崇土	promotes earth
催乳	promotes lactation
行痹	promotes movement in areas of painful obstruction; migrating painful obstruction
行气	promotes movement of *qi*
行滞	promotes movement through areas of stagnation
通乳汁	promotes or unblocks lactation
化气	promotes the activities of *qi* transformation
行水	promotes the dissipation of pathogenic water

续表

中医术语	英译
利尿	promotes urination
利水	promotes urination, moves water
利水渗湿	promotes water metabolism and leaches out dampness
卫分	protective level or defensive sector
卫外失职	protective *qi* fails its external assignment
卫气	protective *qi*, defensive *qi*, defense *qi*, guardian *qi*
癞疝	protuberant bulging disorder
尺脉	proximal pulse
脉诊	pulse diagnosis
脉象	pulse pattern
通下	purge, unblock downwards
攻下	purges
紫斑	purple spots or maculae
气虚	*qi* deficiency
气机	*qi* dynamic
气分证	*qi* fen syndrome
空气	*qi* from air
气分	*qi* level or *qi* sector
气口	*qi* openings
安胎	quiets the fetus
安神	quiets the spirit
颤抖	quivering
疾脉	racing pulse

中医术语	英译
升发	raise and discharge
升举	raises and lifts
升清	raises the clear
升阳	raises the yang
升	raises, ascends
数脉	rapid pulse
促脉	rapid-irregular pulse
走马牙疳	rapidly progressing ulceration of the gums
逆脉	rebellious pulse
气逆	rebellious *qi*
赤白带	red and white vaginal discharge
降逆	redirects rebellious *qi* downward
消痈	reduces abscesses
消积	reduces accumulation
理气	regulates *qi*
理血	regulates the blood
缓消症块	relaxes and reduces fixed abdominal masses
缓解	relaxes and relieves
缓肝	relaxes the liver
解痉	releases spasms
解表	releases the exterior
解肌	releases the muscle layer
解	releases, relieves, resolves

续表

中医术语	英译
解郁	relieves constraint
解痛	relieves pain
解热	resolves heat
解暑	resolves summerheat
解毒	resolves toxicity
急躁	restless agitation，impatience
胎动不安	restless fetus
脏躁	restless organ disorder
复脉	restores the pulse
开音	restores the voice
收敛	restrain and inhibit
苏厥回逆	resuscitates from collapse and revives from rebellion
反克	reverse control
气逆	reverse flow of *qi*
回厥	revives from collapse or inversion
回阳	revives the *yang*
回阳救逆	revives the *yang* and rescues from rebellion
奔豚	running piglet sickness
面黄	sallow complexion
散脉	scattered pulse
散寒	scatters or disperses cold
散风	scatters or disperses wind
髓海	sea of marrow

中医术语	英译
搜剔	searches and digs out stagnation
烧热	searing heat
时病	seasonal diseases
固脱	secures abandoned disorders
固涩	secures and binds
固精	secures the essence
脑漏	seepage from the brain
癫痫	seizures
大便溏薄	semiliquid stools
热冲头	sensation of heat rushing to the head
头重	sensation of heaviness of the head
膈烦	sensation of irritability in the diaphragm
胸膈不快	sense of unease in the chest and diaphragm
分利湿热	separates and drains out damp-heat
定喘	settles wheezing
定风	settles wind
痛痹	severe painful obstruction
短脉	short pulse
火气闭密	shut-in and concentrated fire *qi*
寒热	simultaneous fever and chills
气陷	sinking *qi*
六淫	six pernicious influences
六经	six stages, six warps, six channels, six axes

续表

中医术语	英译
皮水	skin edema
刮痧	skin scraping therapy
皮肤	skin
迟纵	slack
滑脉	slippery pulse
滑	slippery, leakage
脱疽	sloughing ulcer
迟脉	slow pulse
结脉	slow-irregular pulse
小肠	small intestine
手太阳小肠经	small intestine meridian
顺气	smooths the flow of *qi*
蛇丹	snake-creeping red papules
软脉	soft pulse
软	softens
软坚	softens areas of hardness
柔肝	softens the liver
濡脉	soggy pulse
舒	soothes
舒肝	soothes the liver
舒筋	soothes the sinews
疮疡	sores
悲	sorrow, sadness, being disheartened

续表

中医术语	英译
原穴	source points
原气	source *qi*
君火	sovereign fire
少苔	sparse tongue coating
脾不统血	spleen cannot govern blood
脾气虚	spleen *qi* deficiency
寒滞肝脉	stagnant cold in liver vessel
气滞	stagnant *qi*
小肠气滞	stagnant small intestine *qi*
滞	stagnates
瘀热	static heat
胸闷重	stifling and heavy sensation in the chest
脘腹闷	stifling sensation in the epigastrium and abdomen
胃虚寒	stomach deficiency cold
反胃	stomach reflux
石淋	stony painful urinary dribbling
大便	stool
止血	stops bleeding
止咳	stops coughing
止痢	stops dysenteric disorders
止遗	stops leakage
强筋骨	strengthens the sinews and bones
健脾	strengthens the spleen

续表

中医术语	英译
健运 脾胃	strengthens the transporting functions of the spleen and stomach
上干	strikes upward
强	strong
实	strong；excess；fullness；bolsters；replete
顽痰	stubborn phlegm
不通	stuck, blockage
昏迷	stuporous, comatose
沉脉	submerged pulse
尖叫	sudden shrieking
霍乱	sudden turmoil disorder
暴盲	sudden visual failure
默默	sullen
暑温	summerheat-warmth
脾气下陷	sunken spleen *qi*
翳	superficial visual obstruction
扶正	supports normal *qi*
托里	supports the interior
镇痛	suppresses pain
镇逆	suppresses rebellion
悬饮	suspended thin mucus
疠痛	sustained pain
疽	swelling
辨证	syndrome differentiation

中医术语	英译
经络辨证	syndrome differentiation based on the meridians
脏腑辨证	syndrome differentiation based on the zang fu organs
表虚	syndrome of superficies
下疳	syphilitic sores
太阳	tai *yang*
太阴	tai *yin*
里急后重	tenesmus
厥阴	terminal *yin* or reversing *yin*
紧脉	tight pulse
胸满重	tightness and heaviness in the chest
神怯	timidity, trepidation
耳鸣	tinnitus
舌象	tongue signs（diagnosis）
补法	tonification
补	tonifies
毒气	toxic *qi*
痈疽	toxic swellings
搜风	tracks down wind
化湿	transforms dampness
化坚	transforms firmness or hardness
化痰止咳	transforms phlegm and stops coughing
输穴	transporting points, transport point
反脉	transposed pulse

续表

中医术语	英译
肝气横犯	transverse rebellion of liver *qi* accosting the spleen
经穴	traversing point or river point
伤寒论	treatise on cold injury
治法	treatment strategy
治则	treatment tactic
震颤	tremble, tremors
三焦	triple burner
手少阳三焦经	triple burner meridian
真寒假热	true cold with false heat
真热假寒	true heat with false cold
通滞	unblocks areas of stagnation
通淋	unblocks painful urinary dribbling
通便	unblocks the bowels
通络	unblocks the collaterals
通脉	unblocks the meridians or vessels
通鼻窍	unblocks the nasal passages
通阳	unblocks the *yang*
通腑	unblocks the *yang* organs or bowels
通利	unblocks urine and bowels
合穴	uniting point or sea point
通畅	unobstructed, free moving
四肢不遂	unresponsive extremities
上焦	upper burner

续表

中医术语	英译
水道之上原	upper source of the water pathways
拔毒	uproots toxicity
反胃	upset stomach
肝火上炎	upward blazing of liver fire
上腾	upward surging
上犯	upwardly accosts or trespasses
急脉	urgent pulse
癃闭	urinary blockage
小便不利	urinary difficulty
脉	vessels, meridians, channels
壮火	vigorous fire
壮火食气	vigorous fire consumes the *qi*
壮热	vigorous fire, sustained high fever
虚火	virtual fire
虚热	virtual heat
客热	visitant heat
视力障碍	visual disturbance
命门	vital gate
温下	warm and purge
温疫	warm epidemics
温病	warm pathogen diseases
温热病	warm-heat pathogen diseases
温化寒痰	warms and transforms cold-phlegm

续表

中医术语	英译
消渴	wasting and thirsting disorder, unquenchable thirst (frequently associated with diabetes mellitus)
水不涵木	water cannot restrain wood
水道	water pathway
水逆症	water rebellion disorder
稀痰	watery sputum
四肢倦怠	weak and easily fatigued extremities
神倦	weariness
磨积	wears down accumulations
卫分证	wei fen syndrome
井穴	well point
湿润	wet
白屑风	white scaling wind
粉刺	white thorns, pimples
白带	white vaginal discharge
刻削	whittles away
风隐疹	wind concealed rash; urticaria
风痨	wind consumption
风湿	wind dampness
风水	wind edema
风邪	wind evil
风疹	wind rash
中风	wind-attack; wind-stroke
风寒	wind-cold

续表

中医术语	英译
风寒袭肺	wind-cold assaults the lungs
风寒束表	wind-cold fetters the exterior
风湿	wind-dampness
风燥	wind-dryness
风热	wind-heat
阴跷脉	*yin* heel vessel
阴维脉	*yin* linking vessel
脏	*yin* organs, viscera
阴虚	*yin* vacuity
阴虚火旺	*yin* vacuity and internal heat
阴阳	*yin yang*
脏腑	*zang fu* (solid and hollow organs)

参考文献

［1］冯文林，伍海涛.奈达翻译理论在中医翻译应用中的研究述评［J］.中国中医基础医学杂志，2014，20（7）:988-991.

［2］龚谦.跨文化交际视角下中医术语英译策略探究［J］.中医药导报，2019，25（21）:138-141.

［3］洪显利，张荣华，冉瑞兵.组块构建记忆策略训练:提高高一学生英语词汇学习质量的实验研究［J］.西南师范大学学报（人文社会科学版），2003，29（6）:40-45.

［4］侯晓霞.卡特福德翻译理论指导下的词汇翻译［D］.太原:山西大学，2020.

［5］金魁和.汉英医学大词典［M］.2版.北京:人民卫生出版社，2004.

［6］兰凤利.中医名词术语英译标准的哲学思考［J］.医学与哲学（人文社会医学版），2010，31（7）:72-73.

［7］李文艳，单小艳.词汇组块记忆法:英语词汇教学的新方法［J］.黑龙江高教研究，2011（4）:169-172.

［8］李照国.中医英语翻译技巧［M］.北京:人民卫生出版社，1997.

［9］李照国.中医英语翻译教程［M］.上海:上海三联书店，2019.

［10］林铃.卡特福德翻译转换模式下的翻译过程研究［J］.语文学刊（外语教育与教学），2009（5）:74-75.

［11］林小芹.纽马克论交际翻译与语义翻译［J］.中国翻译，1987（1）:50-51.

［12］凌梅生.实用英文医学术语［M］.成都:四川科学技术出版社，2006.

［13］刘性峰，王宏.中国科技典籍翻译研究:现状与展望［J］.西安外国语大学学报，2017，25（4）:67-71.

［14］刘艳丽，杨自俭.也谈"归化"与"异化"［J］.中国翻译，2002（6）:22-26.

［15］陆晓君.归化和异化与意译和直译的比较［J］.齐齐哈尔师范高等专科学校学报，2018(5):55-57.

［16］罗枫.中医术语翻译的"归化"和"异化"［J］.成都中医药大学学报，2007，30(2):62-64.

［17］牛书杰，吕建斌.人类组块理论研究［J］.重庆大学学报(社会科学版)，2005，11(1):96-99.

［18］宋德生.组块效应及其对外语教学的启示［J］.外语与外语教学，2002(9):23-25.

［19］孙凤兰.识解理论视角下的《黄帝内经》医学术语翻译［J］.外语学刊，2016(3):107-111.

［20］万玉兰."词块法"记忆策略的运用及效果分析［J］.江西财经大学学报，2009(5):94-97.

［21］席焕久，秦书俭，李红玉，等."以器官系统为中心"医学基础课程模式改革研究［J］.医学教育，2003 (5):1-5.

［22］向琳，董志，徐晨，等."以器官系统为中心"的教学改革模式探讨［J］.医学与哲学(A)，2015，36(12):72-75.

［23］谢竹藩.关于中医名词术语英译的讨论［J］.中国中西医结合杂志，2000(9):706-709.

［24］许亚敏.翻译中的归化与异化［J］.黑河学刊，2017(6):59-61.

［25］郑淑明，曹慧.卡特福德翻译转换理论在科技英语汉译中的应用［J］.中国科技翻译，2011，24(4):17-20.

［26］Kenneth Burke. A Grammar of Motives［M］. Berkeley and Los Angeles:University of California Press，1969.

［27］Lewis，M. The Lexical Approach［M］. Hove:Language Teaching Publication，1993.

［28］Miller GA. The Magical Number Seven，Plus or Minus Two:Some Limits on Our Capacity for Processing Information［J］. Psychological Review，1956，63(2) :81-97.

［29］Nation，I. S. P. Teaching and Learning Vocabulary［M］. New York:Newbury House，1990.